PETITE BIBLIOTHÈQUE MÉDICALE
A 2 FR. LE VOLUME

LES ENFANTS AUX BAINS DE MER

LA MÉDICATION MARINE
LES BAINS DE MER CHAUDS — LES BAINS DE SABLE
LES CLIMATS MARINS DE LA FRANCE — LE CHOIX DE LA PLAGE
L'HYGIÈNE AU BORD DE LA MER

PAR

A. MONTEUUIS (de Dunkerque)

Docteur en médecine de la Faculté de Paris
Ex-interne des Hôpitaux
Ex-interne à la Maternité Sainte-Anne
Membre correspondant de la Société des sciences médicales
et de la Société anatomo-clinique de Lille

« *Mieux vaut soigner sa santé que sa maladie.* »

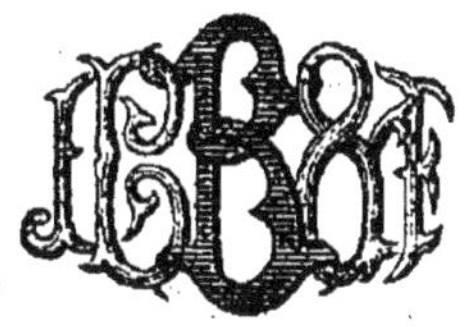

PARIS
LIBRAIRIE J.-B. BAILLIÈRE ET FILS
RUE HAUTEFEUILLE, 19, PRÈS DU BOULEVARD SAINT-GERMAIN

1889

PETITE BIBLIOTHÈQUE MÉDICALE

LES ENFANTS AUX BAINS DE MER

PUBLICATIONS DU MÊME AUTEUR

De la fièvre et des antipyrétiques nouveaux dans les maladies des enfants ; 1886, in-8. . . . . 4 fr.

Nouvel appareil à extension continue pour le traitement des fractures de cuisse et de la coxalgie ; 1887, in-8 . . . . 2 fr. 50

Zona crural et cervico-brachial (Journal des sciences médicales de Lille, 8 février 1889).

Hernie labiale antérieure (Journal des sciences médicales de Lille, juin 1889).

Un cas de tétanie, traitement par l'antipyrine. (Journal des sciences médicales de Lille, juin 1889).

Tours, imp. E. Arrault et Cie.

LES ENFANTS
AUX BAINS DE MER

LA MÉDICATION MARINE
LES BAINS DE MER CHAUDS — LES BAINS DE SABLE
LES CLIMATS MARINS DE LA FRANCE — LE CHOIX DE LA PLAGE
L'HYGIÈNE AU BORD DE LA MER

PAR

A. MONTEUUIS (de Dunkerque)
Docteur en médecine de la Faculté de Paris
Ex-interne des Hôpitaux
Ex-interne à la Maternité Sainte-Anne
Membre correspondant de la Société des sciences médicales
et de la Société anatomo-clinique de Lille

« *Mieux vaut soigner sa santé*
que sa maladie. »

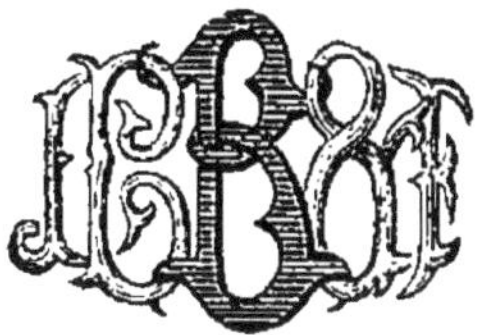

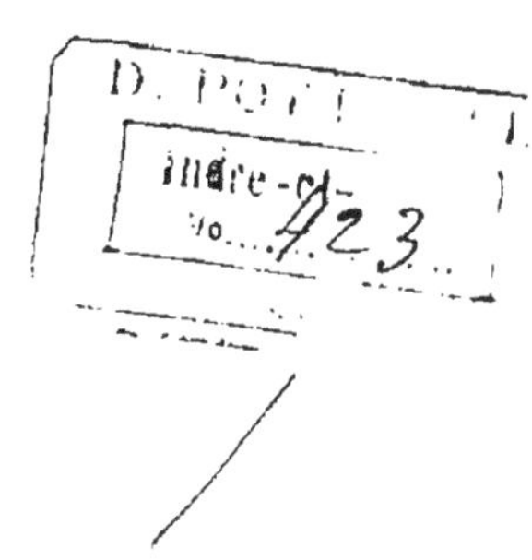

PARIS
LIBRAIRIE J.-B. BAILLIÈRE ET FILS
RUE HAUTEFEUILLE, 19, PRÈS DU BOULEVARD SAINT-GERMAIN

1889

PRÉFACE

La médecine est l'art de guérir, l'hygiène est l'art de conserver la santé. Autant le premier, pour donner tout ce qu'on est en droit d'attendre de lui, doit rester l'attribut du médecin, autant le second gagne à être répandu et à trouver sa place au foyer des familles.

C'est dire que les questions d'hygiène répondent tout à fait au courant de curiosité dans lequel se meuvent aujourd'hui les esprits, et que l'étude *Les enfants aux bains de mer* présente, à défaut d'autre mérite, celui de l'actualité.

Ce travail a pour objet l'enfant, non pas exclusivement celui qui, malade, vient chercher à la plage le retour à la santé, mais plutôt et surtout l'enfant pâle, délicat, souvent étiolé des villes, qui vient demander à la mer de retremper sa constitution et de lui donner tout à la fois de l'appétit, des couleurs et des forces.

A ce titre, la plus large part est faite à l'hygiène,

et comme l'hygiène ne prend place dans la pratique que si elle entre dans le domaine public, ce travail s'adresse aux gens du monde en même temps qu'aux médecins.

Sa lecture rendra familiers à ceux qui sont étrangers à la vie maritime, les effets de l'air et de l'eau de mer, les accidents et les indispositions qui surviennent à la plage. Elle offre aussi, pour tous, un intérêt pratique. Chaque année les médecins laissent partir les familles à la mer, sans même leur faire aucune recommandation sur la manière de passer la saison. C'est bien pourtant, comme conclusion de ses *Observations sur les bains de mer* que Buchan nous a laissé cette judicieuse sentence : « Tous les remèdes qui peuvent faire beaucoup de bien peuvent faire aussi beaucoup de mal ».

Nous limitons notre étude.

Nous ne traiterons pas de la scrofule dans ses graves manifestations, telles que le mal de Pott, les tumeurs blanches, les abcès froids. Tout le monde aujourd'hui sait que le traitement marin est la médication qui s'impose, comme il ressort des ouvrages de Cazin et de Van Merris.

Nous parlerons de la saison maritime en ce qui concerne les enfants : La médication marine est avant tout, le traitement des maladies du jeune âge, et la médecine des enfants est celle qui présente pour nous le plus d'attraits. Notre premier travail avait pour objet la fièvre chez l'enfant, et indiquait l'importance de son traitement et les ressources nouvelles de la thérapeutique dans les maladies aiguës. Aujourd'hui nous allons étudier les maladies chroniques du jeune âge, celles qui présentent quelque durée, et qui le plus souvent trouvent la raison de leur longueur dans la constitution même du sujet; nous les étudierons dans leurs rapports avec la médication maritime, pour faire ressortir les étonnants résultats de ce mode de traitement dans ces maladies si diverses.

Nous montrerons l'opportunité du simple séjour au bord de la mer, et de la médication balnéaire, et nous indiquerons dans quelles mesures et dans quels cas il faut user de ces ressources.

Trop souvent on néglige de distinguer dans la médication maritime les agents qui la composent, c'est-à-dire le *climat* et les *vents dominants*, l'*atmosphère*, le *bain de mer à la lame*, le *bain de mer chaud*, et ce sont autant d'éléments dont il faut faire la part et apprécier l'influence, surtout quand il s'agit d'enfants.

La maxime du Dr Barbier est toujours vraie, e s'applique tout entière à la médication maritime. « Les guérisons que le médecin tentera dans la pratique de son art seront d'autant plus sûres qu'il aura mieux étudié la portée de leur puissance et qu'il en aura une idée plus juste et plus complète. »

En traitant ce sujet, nous devons parler un langage à la portée de tous, car il nous faut être compris autant des gens du monde qui pratiquent l'hygiène que du médecin qui la conseille. Nous ne pouvons mieux faire ce nous semble, que de prendre pour devise celle sous laquelle l'illustre professeur d'hygiène, Fonssagrives, abritait sa réputation scientifique et justifiait le caractère de ses écrits :

« Vulgariser sans abaisser. »

Dunkerque, 30 mai 1889.

LES ENFANTS AUX BAINS DE MER

CHAPITRE PREMIER

HYGIÈNE DES ENFANTS AU BORD DE LA MER

« Si les livres entraient dans les plus petits détails, on pourrait presque se passer d'expérience. »

BACON.

Premiers effets de l'air de la mer sur les enfants en général, sur les sujets nerveux et les nourrissons en particulier. — Précautions hygiéniques qu'ils réclament. — Fièvre marine. — Accidents tardifs du séjour au bord de la mer. — Constipation. — Embarras gastrique. — Maladies régnantes. — Hygiène alimentaire de l'enfant à la plage.

Accidents causés par le froid. — Explication de l'adage : il est impossible de prendre froid sur le bord de la mer. — Plus on prend de précautions contre le froid, plus on a de chance de se refroidir. — Exposé des différents modes d'éducation des enfants. — La plage est l'endroit où les enfants s'aguerrissent le plus facilement contre le froid. — Moyens de les endurcir contre les variations de température. — Précautions à prendre contre les causes de refroidissements à la plage. — Le froid de la chambre à coucher. — Les bains de pieds, leur effets et leur valeur. — De la fraîcheur du soir.

Du sommeil et de la nécessité d'un repos prolongé pour les enfants pendant leur séjour à la plage.

I. *Premiers effets de l'air de la mer.* — L'enfant, dès les premiers jours de son arrivée à la mer, sent l'influence de l'atmosphère nouvelle qu'il respire. Ce n'est pas seulement l'attrait du changement qui le met en mouvement et lui donne un entrain inaccoutumé ; ce surcroît d'activité, ou plutôt cette excitation se retrouve dans tous les actes de sa journée : l'appétit est plus ouvert, l'intelligence plus éveillée, l'amour du jeu, des exercices fatigants se développe dans les mêmes proportions : dans tous les mouvements comme dans le caractère, au physique comme au moral, se fait sentir l'air de la mer avec ses effets stimulants.

Souvent même cette influence s'étend au sommeil : l'enfant, auquel une journée de fatigue semblait assurer une nuit toute de repos, ne retrouve pas son sommeil habituel, avec son caractère paisible et réparateur. Quand il dort, il rêvasse, et parfois ne parvient à trouver aucun repos. L'organisme reste sous l'action excitante de l'atmosphère marine, et cette stimulation générale rappelle le mot de Michelet : « Vivre à terre, c'est un repos, vivre à la mer c'est un combat, combat vivifiant pour qui peut le supporter (1) ».

C'est heureusement le fait du grand nombre.

Peu à peu les premiers effets du séjour au bord de la mer perdent de leur intensité ; l'enfant ne

(1) Michelet, *la Mer;* Paris, 1885, 1 vol. in-12.

présente plus l'excitation du début ; le système nerveux se calme, et l'action tonique de la médication marine produit ses effets.

Telle est d'ordinaire sur les enfants l'influence de cette première rencontre avec l'Océan. Cependant, il n'en est pas toujours ainsi.

Il est des sujets chez qui l'atmosphère maritime n'exerce aucune surexcitation ; leur système nerveux est peu impressionnable, et l'action stimulante du séjour au bord de la mer reste sur eux sans effet. Le fait se constate quelquefois chez des enfants qui jouissent d'une bonne santé, mais habituellement il se rencontre chez les natures molles et lymphatiques ; à elles surtout il faut le coup de fouet que donnent les bains de mer.

Au contraire, certaines organisations ressentent d'une façon exagérée l'influence de l'air de la plage. Nous ne parlons pas de ces petits malades pour qui, le premier soin du médecin a été de défendre le séjour sur la côte; nous en parlerons plus tard : il ne s'agit ici que d'enfants impressionnables et nerveux. Il arrive parfois que ces petits êtres deviennent tellement irritables et méchants qu'il n'y a pas à hésiter, et, il faut renoncer à la plage.

Précautions que réclament les enfants. — En

prenant quelques précautions, on parvient le plus souvent à acclimater ces sujets.

Ces *précautions* consistent à éviter, durant les premiers jours, les aliments ou les boissons qui, par leurs effets excitants, favorisent et exagèrent l'action énervante de l'air de la mer. N'allez pas nourrir les enfants de viandes saignantes et leur donner du vin deux fois par jour. Préférez les viandes blanches, recourez aux œufs frais, aux légumes, usez largement du poisson dont ils sont friands; remplacez le vin par l'eau rougie ou la bière.

Ces précautions consistent encore et surtout à ne pas respirer toute la journée l'atmosphère maritime, à ne rester, pendant les premiers jours, que peu de temps au bord de la mer, et à promener les enfants dans les terres. « En s'éloignant de la plage, les nerfs se détendront et le calme renaîtra (1). »

Il est encore un point d'hygiène qui mérite d'attirer l'attention et sur lequel je veux m'arrêter : c'est l'influence du *vent*.

Sur les belles plages de la Méditerranée, le vent vient de la terre, et « soufflant droit au rivage,

(1) J. Simon, *Conférences thérapeutiques et cliniques sur les maladies des enfants*, t. II.

repousse au large les vapeurs, les brouillards, les exhalaisons de la mer même » c'est-à-dire ce qui fait, ce qui constitue l'atmosphère maritime. Aussi : « le climat des plages du Midi a les avantages des climats chauds ; on ne peut pas dire qu'il ait ceux des climats marins proprement dits (1) ».

Dans nos régions du Nord, au contraire, le vent nous vient du large ; sur nos plages règne habituellement une brise que nous n'aimons pas, parce que nous n'en connaissons pas les bienfaisants effets. Cette brise nous apporte « toutes les vapeurs, toutes les exhalaisons de la mer même » et la remarque que fait Cazin au sujet de Berck, s'applique parfaitement à la plage de Dunkerque. « La salubrité de la plage, à laquelle on reproche de n'être pas assez abritée, tient, sans aucun doute, à la fréquence et à l'intensité des vents qui y règnent et viennent presque toujours du large (2). »

Par le fait même que cette brise surcharge l'air de vapeurs salines, elle augmente les effets stimulants de l'atmosphère maritime et, partant, exagère

(1) Van Merris, *la Scrofule et les bains de mer;* 1886, 1 vol. in-8.

(2) Cazin, *De l'influence des bains de mer sur la scrofule;* Paris, 1885, 1 vol.

aussi les inconvénients de la plage pour les sujets impressionnables.

Aussi, quand, à votre arrivée, la brise est assez forte, c'est avec un certain ménagement qu'il faut conduire vos enfants au bord de la mer; surtout ne les y laissez pas longtemps, et allez passer la journée du côté de la campagne.

A plus forte raison, cette recommandation s'adresse-t-elle aux mères qui ont des enfants encore très jeunes.

L'enfant, ce réactif si sensible à toutes les influences, sent naturellement d'une façon beaucoup plus vive les effets de l'atmosphère marine, et son impressionnabilité se mesure à son âge. On comprend donc qu'un petit être de quelques mois soit particulièrement sensible à l'air et, encore plus, à la brise de la plage; et il ne manque pas de le témoigner par son caractère irritable, son agitation et son insomnie.

Les effets de l'air de la mer étant essentiellement stimulants, cette excitation est toute naturelle et ne saurait étonner, encore moins inquiéter les parents.

Il faut savoir que parfois elle développe une espèce de fièvre qu'on appelle : *fièvre marine*. La fièvre marine se rencontre surtout chez les sujets faibles ou nerveux, et par beaucoup de rapports, se rapproche de la fièvre thermale qu'on observe parfois sous l'influence des eaux minérales (1).

Cette excitation est nécessaire aux tempéraments maladifs pour imprimer à l'organisme des modifications profondes ; c'est, dit Van Merris « le coup de fouet qu'il leur faut pour arriver à la santé que, sans lui, ils n'atteindraient pas (2) ».

De fait, ce mouvement de fièvre, qui est habituellement de peu de durée, peut être utile aux natures molles et profondément lymphatiques ; il ne saurait l'être aux enfants nerveux ou simplement délicats, qui viennent refaire leur santé et mieux vaut, pour eux, l'éviter.

L'expérience apprend que, si le séjour au bord de la mer suffit parfois pour développer la fièvre marine, les sujets qui y sont principalement exposés sont ceux qui prennent des bains dès les premiers jours de leur arrivée. L'excitation, produite par les bains, s'ajoute aux effets stimulants de l'atmosphère marine, et la fièvre s'allume dans

(1) Dutroulau, *Dict. encyclopédique des sciences méd.*, Art. Bains de mer.

(2) Van Merris, loc. cit.

l'organisme surexcité à la fois par l'eau et par l'air de la mer.

Quand le nouveau venu a contracté la fièvre marine, il faut la réduire à sa plus simple expression. C'est le cas de mettre à profit l'action calmante et fébrifuge de l'antipyrine. Dans un travail antérieur, sur le traitement de la fièvre chez les enfants, nous avons montré les résultats étonnants que l'on obtient avec ce médicament (1).

Les enfants éviteront le plus souvent la fièvre marine, en suivant les règles d'hygiène alimentaire que nous avons tracées, et en s'abstenant de prendre des bains pendant les quatre ou cinq premiers jours; ils s'acclimateront ainsi doucement à l'atmosphère maritime.

L'acclimatement se fait vite et la médication balnéaire pourra bientôt être mise à profit et compléter la médication aérienne.

Accidents tardifs du séjour au bord de la mer. — La surexcitation nerveuse du début ne persiste habituellement pas au-delà de quelques jours: à la fin de la première semaine, l'enfant ne sent déjà

(1) *De la fièvre et des antipyriques nouveaux dans les maladies des enfants;* Paris, 1886.

plus que les effets salutaires de l'air pur et vivifiant de la plage, et l'heureuse influence des bains qui complètent l'action puissamment reconstituante de l'atmosphère maritime.

C'est la série des beaux jours. Ces beaux jours dureraient aussi longtemps que la saison si chacun se tenait en garde contre les ennemis naturels de ceux qui vivent au bord de la mer, si chacun, par une hygiène préventive bien comprise et surtout bien observée, prenait ses précautions à l'endroit des fonctions digestives et des diverses causes de refroidissement.

Ces deux points demandent quelque développement :

Les mères ont fait, peut-être avant les médecins, l'observation que, souvent après un mois, six semaines de séjour, l'enfant n'a plus au bord de la mer l'activité débordante et l'entrain des premiers temps : l'appétit laisse à désirer, le sommeil est moins bon ; un peu de douleurs, ou au moins de lourdeur de tête s'ajoute assez souvent à ce malaise général. Ce sont des effets qu'un médecin a l occasion de constater plusieurs fois chaque année. Il n'est même pas rare de voir, à cette époque, se déclarer une indisposition revêtant tantôt la forme d'un embarras gastrique, tantôt celle d'une angine légère.

Nous connaissons une famille qui, devant la répétition régulière de ces accidents tardifs du séjour à la plage, a pris le parti de n'y passer qu'un mois chaque année. Nous nous empressons d'ajouter que nous ne saurions l'approuver ; car, d'une part ces accidents peuvent parfaitement être évités, et, de l'autre, ce départ trop hâtif compromet les résultats de la cure.

« Les enfants, dit Brochard, ne restent pas assez sur le bord de la mer, leur constitution ne peut donc éprouver de modification réelle d'un séjour à la côte, qui n'est le plus souvent que momentané, par conséquent beaucoup trop court.... On court passer quelques semaines sur une plage.... et l'on part, dès qu'un commencement d'amélioration se manifeste. Dans une médication qui demande du temps et du repos, on fait tout à la hâte. On part, quand, au contraire, il faudrait rester, afin de consolider les résultats obtenus, afin d'habituer les jeunes baigneurs aux brises de l'Océan qui les aguerriraient contre les froids plus vifs de l'hiver (1). »

(1) Brochard, *Bains de mer chez les enfants*; 1864, 1 vol.

Après cette digression, revenons à notre sujet.

Le caractère dominant de l'atmosphère maritime, comme de l'eau de mer, est d'être stimulant; en d'autres termes, pour employer un synonyme qui exprime bien cette propriété, rien n'est excitant (pourquoi, pour être compris de tous, ne pas dire le mot) rien n'est échauffant comme l'air de la mer. Sous son influence, les fonctions intestinales deviennent irrégulières; si l'on ne prend de précautions contre cet inconvénient, la constipation s'établit, porte atteinte à l'intégrité des fonctions digestives, et ouvre la porte à toutes les maladies contagieuses. C'est alors que souvent se déclare un embarras gastrique, ou, si quelque influence saisonnière prédispose à contracter une angine ou toute autre affection, c'est une angine ou toute autre maladie que l'enfant contracte.

Cette influence saisonnière, qui varie avec chaque année, a quelque chose de mystérieux et d'étrange qui jusqu'ici avait frappé tous les observateurs et qu'ils avaient appelé le *génie épidémique;* elle est aujourd'hui tout expliquée par la découverte des microbes. Ces microbes qui varient eux-mêmes avec la saison (puisque tel enfant atteint de telle maladie apporte tel microbe qui la propagera), et que souvent les baigneurs étrangers nous apportent, sont les semences des maladies régnantes; elles ne germent c'est-à-dire ne se développent que sur les terrains favorables, en d'autres termes chez les sujets prédisposés, et rien ne prédispose plus que la constipation et ses fâcheux effets, le froid et ses conséquences.

Hygiène alimentaire de l'enfant à la plage. — Si l'atmosphère maritime provoque parfois la constipation et ses suites par son caractère stimulant, l'hygiène alimentaire joue aussi un rôle important:

Les troubles des fonctions digestives ont souvent pour point de départ la faim impérieuse qui se manifeste dès les premiers temps du séjour à la plage. La mère croit facilement à l'adage de l'Ecole de Salerne :

« Tout aliment est bon quand la faim l'assaisonne (1). » De son côté, l'enfant répond volontiers et sans mesure à ce cri de la nature, et chaque fois que le besoin ou plutôt le désir de manger se fait sentir, il prend quelque aliment. Chez lui, il

(1) *Ecole de Salerne*, traduct. Charles Meaux Saint-Marc.

mange en dehors des repas ; à la plage, il trouve des gâteaux ; après l'appétit de l'estomac, c'est l'appétit du palais ; les fonctions digestives n'ont plus un moment de répit. Dès lors, l'estomac se fatigue, l'embarras gastrique survient graduellement et il en résulte un malaise qui a son retentissement sur tout l'organisme.

L'enfant à la plage peut et doit même se nourrir plus fortement que d'habitude en raison de l'effet stimulant de l'atmosphère maritime; mais l'abondance ne doit pas devenir l'excès. Il faut régler son alimentation, et ne le laisser manger qu'à des heures qui soient toujours les mêmes. Il faut mettre un frein à cette faim vorace se conformant au précepte d'Hippocrate : « *Manger peu, s'exercer beaucoup* », — et comprendre, pour les enfants ce qu'il ne comprennent pas eux-mêmes à savoir que : « *c'est ce que l'on digère, et non pas ce que l'on mange, qui nourrit* ».

L'usage des viandes rôties et du vin en abondance contribue également, pour une large part, au développement des malaises qui surviennent au cours d'un séjour prolongé au bord de la mer. Choisissez une alimentation moins excitante où les viandes blanches, les légumes, les œufs et surtout le poisson tiennent une large place, et prenez des aliments qui favorisent les fonctions intestinales. Quand le genre de nourriture ne suffit pas à assurer la régularité des selles, n'hésitez pas à donner aux enfants un quelconque des laxatifs usuels, la magnésie, la rhubarbe ou une tisane rafraîchissante de votre composition.

Dans le cas de pesanteur de tête, usez du même moyen, ce malaise dépendant habituellement de la même cause.

En ce qui concerne les boissons, diminuez pendant la saison balnéaire la dose quotidienne de vin des enfants; ne leur donnez surtout pas ces produits suspects, achetés sur place, dont le non varie avec la demande de l'acquéreur, et dont le goût agréable fait passer la mauvaise qualité.

Hufeland disait : « Celui qui prive son enfant de vin, aura assuré son bonheur pour l'avenir ». Le problème de la félicité n'est sans doute pas aussi simple ; et nous ne croyons pas que l'abstinence complète de vin en soit plus la solution qu'elle n'est la pratique qu'il faille conseiller.

La privation de vin ne doit pas être absolue pendant le séjour sur la plage, mais l'enfant le prendra en moindre quantité ; ce n'est pas le moment de mettre à profit les effets excitants et toniques de cette boisson ; la stimulation produite par la médication maritime y supplée et suffit à l'entretien et à la consolidation de sa santé.

Si le vin doit être pris avec discrétion, il va de soi que les enfants doivent complètement renoncer au café, au thé, aux liqueurs, et, d'une façon générale, à toute boisson excitante. De plus, pendant toute la saison il faut mettre de côté les médicaments pour livrer l'organisme tout entier à l'action puissante et à l'influence seule de la médication maritime.

Quand l'hygiène alimentaire n'est pas en cause, et qu'elle ne suffit pas à expliquer la constipation et ses fâcheux effets, il faut en rechercher l'origine soit dans des excès de fatigue, soit dans le peu de modération qu'on a mis à prendre des bains, ou enfin dans une susceptibilité particulière de l'intestin.

C'est ainsi que des veilles prolongées ou souvent répétées, ont, sur les fonctions intestinales, une influence qui n'est pas douteuse. Hippocrate en avait déjà fait l'observation. « Le sommeil humecte et relâche le corps, dit-il, la veille le dessèche ». (1)

(1) Hippocrate, *Œuvres*, traduction Littré.

Les bains sont une ressource précieuse, mais il faut en user avec discrétion, n'en jamais prendre plusieurs dans la même journée.

Quand la saison, exceptionnellement favorable, permet d'en prendre sans interruption pendant plus d'un mois, il faut savoir les cesser pendant quelques jours.

Enfin, il n'est pas douteux que certains sujets ont une susceptibilité particulière de l'intestin, et présentent de la constipation chaque fois qu'ils reviennent à la plage. Le fait n'a pas lieu de surprendre, et, dernièrement encore, je voyais une personne qui observe régulièrement sur elle ces effets dès les premiers jours qu'elle respire l'air marin.

Quelle que soit la cause de la constipation, quand l'hygiène ne suffit pas à la faire disparaître, recourez, d'une façon constante, aux moyens que vous mettez habituellement en usage.

Accidents causés par le froid. — Il reste à la plage un autre ennemi contre lequel il faut s'armer de précautions : je veux parler du *froid* que l'enfant rencontre en toute occasion, du froid de la chambre à coucher exposée du côté de la plage, du froid aux pieds que l'enfant gagne en restant immobile après avoir longtemps pataugé dans la mer, de la fraîcheur et du brouillard du soir, enfin, des variations de température si fréquentes sur nos côtes.

Pareil langage étonne peut-être. — Je sais, en effet « qu'il est presque passé en proverbe qu'il est impossible de prendre froid sur le bord de la mer ». — C'est une raison de plus pour prémunir les enfants contre l'exagération de cet adage populaire, et donner, sur ce point, une explication qui comporte des conséquences pratiques.

L'enfant bien portant, habitué à sortir par tous les temps, ne s'enrhume pas à la mer, et l'air vif qu'il respire l'endurcit encore contre les refroidissements; à lui s'applique l'axiome populaire et, avec toute sa force.

Il n'en est pas de même de l'enfant délicat qui, tout l'hiver est resté dans une température uniforme, et pour lequel toutes les mesures sont prises en vue de le garantir contre le froid.

J'établis ici deux catégories, et je crois cette distinction fondée.

Bien avant que les philosophes ne se fussent occupés de la question, et eussent érigé en doctrine leurs idées sur la manière d'élever les enfants, les mères étaient déjà divisées en deux partis tout à fait opposés.

Le progrès, qui est pourtant l'œuvre du temps, n'a pas avancé la question : deux systèmes restent toujours en présence. « L'un prétend arriver par une surveillance assidue et par des précautions de tous les instants à éloigner une à une les causes de dérangement de la santé. L'autre, au contraire, convaincu que c'est là une tentative vaine, cherche uniquement les immunités dans l'habitude ; il aguerrit au lieu de protéger, et émousse par l'endurcissement l'aptitude à contracter les maladies, au lieu de l'éluder par des précautions (1). »

En un mot, le premier système a pour base le principe des précautions, le second, celui de l'endurcissement.

La tendresse maternelle, le souci du danger présent qui fait oublier la sécurité à venir, sont les deux causes qui empêcheront toujours d'élever les enfants en France suivant la méthode anglaise, du moins dans les premières années de la vie.

Plus tard, lorsque l'enfant a atteint un certain

(1) Fonssagrives, *Entretiens sur l'hygiène;* Paris, 1881.

développement, et que l'expérience, dont les leçons coûtent toujours si cher, ouvre les yeux, et convainc que le seul moyen d'éviter les maladies est d'émousser par l'endurcissement l'aptitude à les contracter, les familles se décident à renoncer au premier système.

Le bord de la mer est l'endroit où ces jeunes organismes s'apprêteront le mieux à subir cette éducation nouvelle, en d'autres termes, à s'aguerrir contre le froid et les changements de température.

« L'habitude de l'uniformité, a dit John Hunter, rend le corps humain sensible aux plus légères variations atmosphériques (1). » C'est ainsi que, plus on prend de précautions contre le froid, plus on a de chance de se refroidir. Et le fait, si étonnante qu'il paraisse, s'explique facilement. L'enfant élevé en serre chaude, qui ne sort que bien emmitouflé, ne contractera aucun rhume, tant qu'il sera bien tenu au chaud ; mais, comme il n'est pas habitué au moindre changement de température, s'il est exposé pendant quelques instants à un air un peu frais, soit par suite de l'extinction du feu la nuit,

(1) John Hunter, *Œuvres*, traduction Richelot.

ou d'un court séjour dans un corridor, il prend presque infailliblement un rhume ou tout autre maladie due au froid.

Si, au contraire, l'enfant est habitué aux variations de température, le corps y devient beaucoup moins sensible.

Moyens d'aguerrir les enfants contre le froid. — C'est à la plage, je le répète, que vous amènerez votre enfant pour lui faire une éducation physique nouvelle; pour lui le proverbe « il est impossible de prendre froid sur le bord de la mer » est particulièrement perfide. Aussi, dans les premiers jours continuez-lui tous vos soins habituels et habillez-le en raison de la température. Pour faciliter son accoutumance au froid, faites-lui, chaque matin, avec de l'eau de mer, une large affusion « un bain d'éponges » comme disent les Anglais, parce que c'est avec une vaste éponge qu'ils font cette affusion.

Les lotions bien administrées doivent être recommandées, et, d'autant plus fortement qu'elles ne sont pas entrées dans la pratique journalière. Aussi je vous dirai : Donnez, chaque matin à votre enfant une lotion d'abord tiède, et, progressivement de moins en moins chaude, pour arriver à la lotion froide. Ces lotions à l'eau de mer ont un effet tonique réel ; mais il faut avoir soin de les accompagner d'une friction énergique. Faites dans ces conditions, elles n'offrent absolument aucun danger, et ont pour résultat d'activer puissamment la circulation dans les systèmes lymphatique et sanguin, en même temps qu'elles aguerrissent les enfants contre le froid.

La pratique de ces lotions endurcit rapidement les jeunes organismes contre les variations de température. Quelques jours après son arrivée, l'enfant peut, sans danger, aller « patauger » sur le bord de la mer et prendre des bains à la lame.

A la fin de la saison il partira endurci contre le rhume et les refroidissements.

Pour que ces effets se continuent, pour que ce ne soit pas « un dameret, mais un garson vert et vigoreux » (Montaigne), n'allez plus le tenir dans une chambre bien chauffée tout l'hiver, et le couvrir de fourrures dès les premiers froids.

« Qui traite son fils délicatement, l'embarque sur un vaisseau fragile. »

Autant il est parfois dangereux ou du moins téméraire d'élever les enfants, dans leurs premières années, suivant la méthode anglaise, autant ce système devient pratique et s'impose dans les années qui suivent.

Hufeland, ce grand médecin philosophe, auteur d'un ouvrage célèbre sur l'Education des enfants, disait :

« Ce devrait être une loi sacrée et inviolable que de ne pas laisser passer un seul jour sans faire prendre l'air aux enfants. L'habitude de les sortir ainsi régulièrement devient en même temps l'un des plus sûrs moyens d'endurcir le corps aux intempéries atmosphériques et d'empêcher qu'elles puissent leur nuire. Ce seul motif devrait suffire pour qu'on ne néglige pas une petite promenade au moins chaque jour, car on ne saurait croire avec quelle promptitude le corps se désaccoutume de l'air, et il suffit de l'y soustraire pendant une huitaine de jours seulement pour être obligé de recommencer sur nouveaux frais. »

« Ce chapitre tout entier d'Hufeland mériterait, observe Fonssagrives, d'être su par cœur par toutes les mères ; elles apprendraient là à ne plus séquestrer les enfants sous prétexte de leur épargner des rhumes, et à faire de la promenade quotidienne, sauf les cas de mauvais temps formel, le pivot de leur hygiène. »

Aussi, au commencement de l'hiver, habituez les enfants à supporter une température un peu rigoureuse, ils s'endurciront ainsi contre le froid, le vent, les changements de température, et, par une hygiène bien comprise, rendront durables les effets de la saison maritime.

S'ils n'étaient que de constitution faible, supprimez, sans hésiter, le sirop antiscorbutique ou autre qu'ils prenaient chaque hiver et ne vous décidez à le donner que sur l'avis formel du médecin de la famille.

« Qui vit médicinalement, vit misérablement. »

Nous venons d'établir, en faisant des digressions dont le caractère pratique est la meilleure excuse, qu'il faut prendre des précautions contre les variations de température, pendant les premiers jours du séjour à la plage.

Il faut encore en avoir contre d'autres sources de refroidissement.

Le froid de la chambre à coucher est celui qu'on doit d'abord songer à éviter pour les enfants. Aussi, dit Jules Simon, « le premier soin de votre installation, en distribuant votre logement, sera de donner aux enfants une chambre qui ne fasse pas face à la mer ». L'autorité de ce nom rend tout commentaire inutile.

Le froid amené par les bains de pieds, que les enfants prennent en courant dans l'eau, est une question qui, en raison de son intérêt et des idées différentes émises à son sujet, mérite quelque développement.

Le bain de pieds à la plage est une pratique aussi bonne en soi qu'elle est agréable, mais qui ne doit être conseillée qu'avec des recommandations précises.

L'enfant doit être acclimaté avant de s'amuser à patauger dans l'eau pendant des heures entières. S'il est de santé délicate, les parents doivent surveiller son premier bain de pieds, et ne pas le prolonger trop longtemps. A sa sortie du l'eau il faut veiller à ce que la réaction se fasse, et, à cette fin, exiger que l'enfant se donne du mouvement et ne vienne pas, comme on le voit souvent, se reposer auprès de la tente et se plaindre ensuite qu'il a froid. Il faut, je le répète, que la réaction se fasse, c'est la condition de la sécurité comme des bons effets du bain de pieds. J'insiste, car cette recommandation paraît peut-être superflue, caractère apparent de beaucoup de recommandations. Cependant, l'année dernière, j'en appréciais encore toute la valeur, en donnant mes soins à une jeune fille de douze ans, hémophilique, qui, saisie par le froid, à la suite d'un bain de pieds prolongé, eut des hémorragies multiples qui mirent sa vie en danger.

Ces recommandations faites, je devrais dire suivies, les enfants peuvent impunément courir et s'amuser dans l'eau de mer. Les effets de l'eau salée ne sont nullement comparables à ceux de l'eau douce; chacun peut en faire l'expérience. Lorsqu'on est mouillé à la plage, on n'éprouve pas du tout la même sensation que lorsqu'on reçoit de l'eau ordinaire. Le fait s'explique : l'eau de mer s'évapore beaucoup plus lentement que l'eau douce, et, par conséquent, la perte de calorique, en d'autres termes, le froid qui résulte de son évaporation, est beaucoup moins sensible. D'autre part, elle laisse, en s'évaporant, des particules salines qui excitent fortement la peau.

Les marins connaissent, par expérience, cette propriété de l'eau salée. Jamais ils ne s'enrhument pour avoir été mouillés par les lames : ils la mettent même à profit dans certaines circonstances ; quand ils sont surpris par une forte pluie sans avoir de vêtements de rechange, ils quittent un instant leurs effets pour les tremper dans la mer, et cette simple précaution suffit pour les garantir contre le refroidissement et ses suites.

La même explication s'applique aux enfants sur la plage : ils marchent tantôt dans l'eau, tantôt sur le sable, et ils ne contractent pas froid : ils conservent les pieds chauds et même rouges quand ils se reposent.

La pratique de patauger sur la plage, loin d'être mauvaise, doit, d'une façon générale, être conseillée.

Brochard dit qu'il ne saurait trop recommander aux parents de laisser courir leurs enfants au-devant de la vague.

« Ces courses dans lesquelles les enfants ont de l'eau, tantôt jusqu'aux chevilles, tantôt jusqu'aux genoux, les amusent beaucoup et donnent à leur organisme une force étonnante. Ils peuvent continuer à se promener quoique leurs vêtements soient mouillés, ils ne s'enrhument jamais. Au lieu d'éprouver une sensation de refroidissement, ils ressentiront, au contraire, sur toutes les parties du corps qui ont été mouillées, une chaleur très grande, preuve certaine de l'excitation salutaire qu'a produite chez eux le contact momentané de l'eau salée. »

Il va même plus loin, et rapporte qu'ayant à soigner des enfants sujets à s'enrhumer dès qu'ils se mouillaient les pieds, il avait recommandé de les faire marcher dans la mer, et que ces enfants s'en étaient parfaitement trouvés.

C'est, en effet, par l'endurcissement contre le froid qu'il faut soigner, pendant l'été, la prédisposition à s'enrhumer que certains enfants présentent chaque année à la saison mauvaise; et le bain de pieds à la mer est un moyen aussi pratique qu'agréable pour arriver à ce résultat.

Parmi les causes de refroidissement au bord de la mer, il nous reste à parler de la fraîcheur du soir.

Le froid du soir est l'ennemi de tous les âges, et ce n'est pas seulement aux enfants que s'adresse le conseil que donne Jules Simon de se munir de vêtements chauds pour en faire usage, à l'exemple des marins, pendant les matinées ou les soirées trop humides ou trop froides.

Chaque âge a ses moyens de traitement, et, à notre avis, le meilleur moyen pour l'enfant d'éviter le froid du soir, c'est de lui donner le repos qu'il mérite.

Ces considérations sur l'hygiène à la plage se

termineront avec la fin naturelle de la journée du jeune baigneur.

« Pour les enfants, rien ne vaut le *sommeil*, sur tout le sommeil nocturne. Il leur faut, suivant leur âge, dix ou douze heures de sommeil ; s'ils ont fatigué le jour, ce sommeil sera noblement gagné. Il répare les pertes de la journée et dispose admirablement à recommencer le lendemain (1). »

La condition d'un repos prolongé a une importance de premier ordre. C'est faute d'un repos suffisant que bon nombre de jeunes gens et de jeunes filles ne retirent pas davantage profit de leur saison maritime, et ce manquement à l'hygiène suffit, chez l'enfant, pour lui enlever presque tout le bénéfice de son séjour à la plage.

Brochard en donne une explication rationnelle :

« L'effet excitant, que l'atmosphère maritime et les bains de mer produisent chez les enfants, ne peut devenir salutaire chez eux qu'à la condition expresse qu'ils répareront leurs forces. Les petits baigneurs doivent donc consacrer beaucoup de temps au sommeil et ne jamais veiller, rien ne

(1) Van Merris, loc. cit.

pouvant remplacer, dans le jeune âge, le repos qui se prend la nuit. »

Le précepte de l'Ecole de Salerne, qui n'accorde jamais que six heures de sommeil (1), ne s'applique pas aux enfants, et le proverbe populaire qui dit « que les heures de sommeil avant minuit comptent pour deux » a quelque fondement.

Habituez donc l'enfant à se coucher de bonne heure et à se lever tôt, c'est-à-dire dès qu'il est réveillé; c'est une pratique excessivement salutaire et que tout le monde devrait suivre. Rien n'affaiblit, rien n'énerve autant les enfants que l'habitude de rester au lit le matin après le réveil. Rien, au contraire, ne donne de la force comme les promenades matinales, principalement au bord de la mer.

Et ne les habituez pas à être couchés mollement; profitez même de votre séjour à la plage et de ses fatigues, qui sont le gage d'un sommeil facile, pour leur donner un lit plus dur. « Un lit dur donne de la force et de la vigueur, un lit mollet affaiblit et énerve. »

L'habitude qu'ils auront contractée à la plage sera pour eux, dans l'avenir, une source de bien-

(1) *L'Ecole de Salerne*, traduction en vers français par Charles Meaux Saint-Marc, 1880, p. 69.

être. Comme le remarque finement Jean-Jacques Rousseau : « Il importe de s'accoutumer à être mal couché ; c'est le moyen de ne plus trouver de mauvais lit. En général, la vie dure une fois tournée en habitude, multiplie les sensations agréables, la vie molle en prépare une infinité de déplaisantes. Les gens élevés délicatement ne trouvent plus de sommeil que sur le duvet ; les gens accoutumés à dormir sur les planches le trouvent partout. Il n'y a pas de lit dur pour qui s'endort en se couchant (1). »

(1) J.-J. Rousseau, *Emile*, liv. II.

CHAPITRE II

DE LA MÉDICATION MARINE EN GÉNÉRAL
DU SIMPLE SÉJOUR AU BORD DE LA MER

« Que vos enfants passent leur vie au bord de la mer. »

GAUDET.

La mer est le remède par excellence des maladies de l'enfance. — Les différents agents de la médication marine. — Tel air, tel sang. — Effets de l'air de la mer sur les enfants. — Transformations qu'il opère. — Supériorité du bain d'air marin sur le bain de mer. — Les enfants lymphatiques à Dunkerque. — L'air marin à distance de la plage. — Brises de mer. — Manière de faire un séjour au bord de la mer. — L'air de la mer convient-il à tous les enfants ?

« L'atmosphère maritime, par ses propriétés vivifiantes, par les principes salins et aromatiques qui la composent, est une mère bienfaisante qui appelle vers elle tous les enfants qui souffrent..... et qui leur procure toujours du soulagement.

Il n'existe pas de médication reconstituante plus énergique ; il n'y en a pas qui réunisse autant d'éléments propres à réparer les forces des enfants momentanément débilités par la maladie ou par la croissance, et qui soit mieux appropriée aux besoins si divers de leur frêle organisme. Je n'en connais pas de plus agréables et de meilleurs tout à la fois, pour combattre ces affections si nombreuses du jeune âge, qui font, partout, le désespoir des médecins et des familles, qu'elles soient dues à une simple faiblesse de constitution ou à une vie trop sédentaire, ou qu'elles proviennent de ces diathèses lymphatiques et scrofuleuses, si fréquentes malheureusement dans nos grandes cités (1). »

« C'est certainement à l'enfance et à toutes les périodes du développement que le traitement marin réussit le mieux ; tout le monde est d'accord, même les auteurs qui ont pris pour thèse « l'abus et les dangers des bains de mer » (Quissac) (2).

Le fait est si bien établi, qu'il est inutile de multiplier les citations.

« L'extrême utilité des bains de mer n'est plus en question, tous les praticiens sont d'accord à cet égard, seulement, ce que tous les médecins sages blâment, c'est cette mode qui s'est tout à coup déclarée de se jeter dans les flots à propos de rien, comme si, à tous, la mer devait refaire une con-

(1) Brochard, loc. cit.

(2) Dutroulau, article Bains de mer. (*Dictionnaire* de Dechambre.)

stitution ; comme si, fontaine de Jouvence, elle devait toujours redonner force, vigueur et santé (1). »

D'une façon générale, les bains de mer sont le remède par excellence des maladies de l'enfance qui présentent quelque durée et tournent à la chronicité. Ils sont encore le traitement tonique qui convient le mieux aux constitutions d'une faiblesse native, ou appauvries par la maladie ou un développement trop rapide, et le seul traitement de ces états intermédiaires entre la maladie et la santé, fréquents chez l'enfant et souvent inquiétants parce qu'ils sont parfois le prélude d'une affection grave.

Il peut paraître étrange, de prime abord, que la médication marine soit le remède de tant de maux.

Le fait pourtant se conçoit facilement. Chaque fois qu'une affection présente une certaine durée, et qu'un enfant est, pendant quelque temps, mal en train, sans appétit ni vigueur, c'est qu'il existe dans sa constitution une disposition naturelle à la maladie, et la prédisposition maladive du premier âge, c'est ce que nous appelons dans un euphémisme courtois, le *lymphatisme*. Le traitement

(1) Buttura, *L'hiver à Cannes et au Cannet;* Paris, 1883.

du lymphatisme à tous ses degrés est le triomphe de la médication marine.

On comprend donc le bien fondé de ce traitement et le grand nombre de maladies auxquelles il s'applique.

La parole de Jules Simon « qu'en général tous les enfants bénéficient du séjour au bord de la mer » n'a donc pas lieu de nous étonner.

Mais autre chose est le séjour sur la plage et l'usage des bains. La médication marine, comporte, en effet comme toute médication thermale, plusieurs moyens de traitement. Ce sont : le simple séjour au bord de l'océan, le bain ordinaire, autrement appelé bain à la lame, et le bain de mer chaud. Pour faire justement apprécier ces différentes ressources, nous allons les passer successivement en revue.

Du simple séjour au bord de la mer. — Sables de vie, *sands of life*, c'est de cette expression aussi forte que juste et belle, que se sert un auteur anglais pour montrer combien est vivifiante et énergique l'action qu'exerce sur l'organisme le simple séjour au bord de la mer.

Les transformations qu'il opère sur les constitutions molles ou délicates sont un témoignage saisissant de ses puissants effets.

« L'enfant à son arrivée est pâle, indolent, triste et morose, il a horreur du mouvement. L'appétit est quelquefois bon, mais le plus souvent il est nul ou irrégulier... Peu de jours après, il devient plus vif, mais l'amélioration n'est vraiment marquée qu'après quelque semaines de séjour au bord de la mer.

« L'observateur est alors frappé d'une véritable transformation tant du physique que du moral. La constitution se modifie, l'enfant est actif, gai, expressif et turbulent ; il n'a plus cette torpeur et cette indolence remarquées à son arrivée; il aime, au contraire, à respirer largement cet air saturé d'iode qui l'inonde, qui fouette ses chairs, active toutes ses fonctions et amène peu à peu cette admirable générescence de tout l'être. Comment, dit le Dr Perrochaud, expliquer d'une manière positive cette action ? »

Ces effets surprenants d'intensité, résultent de l'impressionnabilité particulière des enfants à l'atmosphère maritime. Dans les premières années de la vie, l'air de la plage a sur notre organisme délicat et sensible une influence plus considérable qu'à l'âge adulte. Les exhalaisons et les senteurs marines ont une action plus pénétrante et plus profonde sur les enfants chez qui la circulation est plus active, et les échanges respiratoires sont autrement rapides que chez l'homme. C'est surtout quand il s'agit des enfants qu'est vraie cette parole de Gueneau de Mussy : « l'air est le premier des médicaments ».

Supériorité du bain d'air marin sur le bain de mer. — Le bain d'air a sur le bain de mer une supériorité incontestable, c'est qu'il est un moyen qu'on peut mettre à profit nuit et jour et prolonger indéfiniment.

La respiration continuelle d'une atmosphère maritime est dans la médication un facteur dont l'importance n'est pas suffisamment appréciée. Brochard disait déjà que ce bain d'air est non moins souverain à ses yeux que le bain de mer. Comme le fait observer spirituellement Fonssagrives, du pain bis trempé dans un air pur, fait plus de sang que du filet de bœuf mangé dans une chambre fermée.

En même temps qu'une atmosphère chargée de vapeurs salées, l'enfant trouve une vaste plage sablonneuse, là au moins il peut jouer, courir et barbotter, voilà la joie et la santé !

« Quel bonheur plus vif pour les enfants que de gâcher la terre et l'eau, de faire des pâtés, des creux, des montagnes ! Le sable humide se prête admirablement à toutes ces combinaisons. Aussi, quels travaux formidables s'exécutent à la marée basse, des légions d'enfants, souvent pieds nus, creusent des tranchées, élèvent des remparts, entassent des montagnes, se posent fièrement sur ces édifices fragiles que la vague montante va niveler et détruire. La santé est faite de joie, et, en tout cela, la joie est vraiment grande (1). »

En effet, ce n'est pas seulement l'air pur et ses propriétés vivifiantes que l'enfant rencontre au bord de la mer, c'est le soleil « cette joie du monde et ce père de toute vie », c'est l'espace favorable à l'exercice du corps ; et, par surcroît, il trouve au milieu de ce bien-être le repos de l'esprit.

Le bain de soleil est à rechercher comme le bain d'air. Michelet emploie une expression aussi juste qu'elle est gracieuse pour nous traduire cette pensée : « De toutes les fleurs, dit-il, la fleur

(1) Aubert, *Lyon médical*, 1887.

humaine est celle qui a le plus besoin de soleil ».

Et c'est particulièrement vrai en ce qui concerne le jeune âge.

« Un bain de soleil équivaut à un repas », disait le Dr Gérard.

D'autre part, l'exercice du corps est « l'antidote du travail exagéré de l'esprit » et de cette vie fiévreuse qui inspirait encore à Michelet ce mot profond : « Notre société si agitée, si violente, est une vraie guerre à l'enfance ».

Le séjour au bord de la mer, avec tous ses avantages, exerce sur la constitution de l'enfant une influence considérable. C'est aujourd'hui un fait qui s'impose. Cependant, cette notion n'est pas suffisamment entrée dans la pratique ; aussi, c'est à dessein que je m'arrête sur ce point, et que j'entre dans les plus petits détails. L'hygiène, comme la médecine, est faite de petits détails.

Beaucoup de familles qui viennent à la mer ne comprennent pas la manière de faire une saison, et il semble que jamais il ne leur soit venu la pensée que, plus les enfants ont d'air, de soleil, d'exercices et d'animation, plus ils retrouveront à la plage de vigueur et de santé. C'est ainsi que la matinée des enfants se passe en majeure partie, sinon tout entière, dans la maison, trop petite souvent pour leur nombre, toujours pour leur activité, leur besoin de mouvement. Ce n'est que l'après-midi que tout leur petit monde se dirige vers la plage et y reste quelques heures.

Ce qui est vrai des étrangers s'applique encore plus justement aux familles de notre localité. La promenade à la mer est une habitude pendant les beaux jours ; l'enfant la fait avec les siens et, une courte après-midi résume toute la journée, même quand la constitution est faible et a le plus vif besoin des effets stimulants et toniques de l'air de la mer. Et cette manière de faire est tellement entrée dans les mœurs qu'il est difficile de persuader à une famille que les enfants ne profitent presque pas de l'air de la plage dans ces conditions, et de lui faire comprendre la nécessité d'une saison en règle, c'est-à-dire passée entièrement sur la grève.

En effet, il semble que vivre au voisinage de l'océan doit suffire pour profiter de la saison, et que l'air de la mer conserve ses propriétés vivifiantes à une certaine distance.

Si rationnelle que paraisse cette opinion, elle n'est pas, à nos yeux, l'interprétation exacte des faits. Une observations attentive nous le montre d'ailleurs de deux façons bien différentes.

Les habitants de notre ville respirent l'air de la mer toute l'année; son influence doit être autrement considérable sur eux que sur les étrangers qui séjournent à la plage, tout au plus, pendant deux ou trois mois. Cependant les constitutions molles, les enfants faibles et lymphatiques, sans faire légion, sont encore nombreux à Dunkerque, et vous les rencontrez dans les familles riches comme dans les classes pauvres. C'est une observation que nous n'avons pas été le premier à faire.

Dès les premières années de sa pratique, un confrère justement renommé, avait été frappé de ce fait. En 1860, le Dr Frédéric Duriau étudiait déjà, sous le nom de *scrofule larvée*, ces manifestations multiplies et variées qu'il est convenu de grouper sous le mot euphémique de *lymphatisme*.

Il les décrit en effet bien nettement lorsqu'il parle de ces enfants chez qui, derrière une apparence de santé, on retrouve les indices de la souffrance. La face est rose, animée, joufflue, il est vrai, mais la moindre indisposition donne à ces natures leur véritable aspect, et le teint devient pâle, hydrémique. Ils sont gros, mais ce n'est pas de l'embonpoint;

c'est de la bouffissure, ou, pour employer une expression populaire, de la mauvaise graisse, et si la maladie a quelque durée, la physionomie ne reprend plus son animation ni sa coloration primitives.

Ce qui frappe également chez ces petits êtres, c'est, dit-il, l'abaissement de température du corps qu'on peut constater quel que soit l'instant de la journée ou l'occupation de l'enfant. C'est encore cette paresse ou plutôt ce mauvais fonctionnement de l'estomac qui, au moindre écart de régime, se traduit par une indigestion ou par des troubles dyspeptiques plus fâcheux encore en raison de leur durée.

De fait, le lymphatisme est fréquent dans notre ville, et, nous le répétons, il se trouve dans toutes les classes de la société. Quiconque a l'esprit d'observation pourra facilement s'en convaincre en se laissant guider par cette description frappante de vérité, des formes habituelles sous lesquelles il se rencontre dans les familles, en apparence bien partagées sous le rapport de la santé.

Et cependant, il reste bien établi que l'atmosphère maritime est toute puissante contre le lymphatisme.

Aussi, nous ne craignons pas d'affirmer que, si nos jeunes concitoyens sont souvent lymphatiques, c'est qu'ils ne mettent pas à profit les avantages que nous offre la nature, et qu'ils ne fréquentent pas assez notre plage. C'est surtout, parce que, dans la ville, l'air marin ne possède plus toutes les vertus vivifiantes dont il jouit au bord de la mer, et qu'à mesure qu'il s'éloigne de la plage, il perd de l'énergie de ses propriétés.

Nous autres, Dunkerquois, sommes d'ailleurs les premiers à pouvoir apprécier la différence entre l'air de la plage et celui de la ville ; il nous suffit de comparer sur nous-mêmes les effets d'une promenade au bord de la mer, à ceux que nous observons lorsque, dans nos excursions, nous prenons la direction de la campagne. Ce sont surtout les mères qui peuvent observer ces effets excitants sur leurs jeunes enfants. Les sujets nerveux (je ne fais pas d'exception pour les adultes), les connaissent pour les avoir maintes fois éprouvés. Acclimatés dès l'enfance, ils semblent devoir supporter l'air de la plage comme celui des champs, et, cependant, lorsque la brise arrive du large un peu plus forte que de coutume, ils reviennent régulièrement de la mer en accusant un mal de tête ou un état de malaise et d'énervement qui se produit chaque fois qu'ils font une promenade dans les mêmes conditions.

L'air marin à distance de la plage. — L'air marin a une énergie vivifiante qu'il perd rapidement en s'éloignant de la plage.

C'est un fait que le médecin a d'ailleurs chaque année l'occasion d'observer, avec toute la rigueur d'une expérience, sur les jeunes enfants quelque peu nerveux qui viennent à notre station balnéaire.

Dans les premiers jours, l'atmosphère maritime met ces petits êtres dans un état très pénible, si les parents les laissent séjourner longtemps sur la plage. Pour éviter ces facheux effets, il suffit de les promener, au début, du côté des terres, et il n'est pas nécessaire de les tenir bien éloignés de la plage pour les soustraire aux effets excitants de l'air marin.

L'expérience faite avec ces enfants qui sont, ce nous semble, les réactifs les plus sensibles pour apprécier l'état atmosphérique et son degré de stimulation, nous montre qu'à une demi-heure de la côte l'action stimulante de l'air marin est déjà bien affaiblie.

Pour faire profiter les enfants de la saison, il faut donc qu'ils soient toute la journée sur la plage, qu'ils y passent la matinée, ne la quittent que quelques instants au moment du dîner, qu'ils y reviennent toute l'après-midi, en un mot qu'ils vivent sur le bord de la mer. C'est sur le sable que l'enfant retrouve la santé et la vigueur, sur ce sable que Dickson appelait avec raison « *les sables de vie* ».

C'est sur la plage, où ils trouvent à la fois l'air marin dans toute sa force et sa pureté, le soleil avec sa chaleur bienfaisante, l'espace avec l'amour des jeux et des ébats qu'il fait naître, que nos concitoyens doivent, à l'exemple des étrangers, mener leurs enfants et leur faire passer toute la saison, devançant au besoin l'époque des vacances, et, pendant la saison, toute la journée. C'est là seulement qu'ils trouveront à l'air marin toutes ses propriétés vivifiantes pour guérir les manifestations lymphatiques qu'ils peuvent avoir, et toujours pour tremper leur constitution, pour leur « rendre la sève et la vie ».

Brises de mer.— C'est principalement le matin, et dans les premières heures de l'après-midi qu'il faut conduire les enfants à la plage. C'est le moment où elle possède ses propriétés toniques au plus haut degré car l'atmosphère est renouvelée sans cesse par la brise de mer. Il est, en effet, des heures déterminées du jour où le vent souffle de la mer, et d'autres où il souffle de la terre. On comprend que c'est lorsque l'air, ou plutôt la brise, nous arrive chargée des senteurs et des exhalaisons marines qu'il faut s'exposer à son influence, et que les effets de l'atmosphère maritime perdent beaucoup de leur efficacité lorsque la brise vient de terre.

Voici en quoi consiste ce phénomène des brises : pendant la journée le sol de la plage ensoleillée s'échauffe plus vite que l'eau de la mer ; les couches d'air en contact avec le sable souvent brûlant, s'échauffent, se dilatent, et, devenant plus légères s'élèvent. Les couches d'air en contact avec la mer, dont la température s'élève bien plus lentement que le sol de la plage, s'échauffent moins vite, restent plus denses. Il en résulte « que l'air de la côte plus léger s'élève ; l'air de la mer plus dense, se précipite alors vers la terre pour le remplacer. Le courant d'air ainsi produit par cette espèce de tirage, que détermine la chaleur de la terre, forme la brise de mer. Cette brise, qui rafraîchit toujours les côtes, commence peu de temps après le lever du soleil, et augmente progressivement d'intensité jusqu'à deux ou trois heures de l'après-midi ; elle diminue ensuite jusqu'au soir, puis l'équilibre se rétablit au coucher du soleil. Aussitôt que le soleil a disparu de l'horizon, la terre se refroidissant plus vite que l'Océan, le phénomène inverse se produit. » (Brochard.)

En résumé, pour profiter des effets salutaires de la brise de la mer, c'est dans la matinée et la première partie de l'après-midi qu'il faut aller à la plage, plus tard l'atmosphère maritime a déjà perdu de l'énergie de ses propriétés.

Ce point méritait quelque développement en raison de l'intérêt local et de l'importance qu'il présente.

Le séjour au bord de la mer convient-il à tous les enfants ? — Gaudet, un des praticiens qui ont étudié le plus spécialement cette question, ne fait pas de distinction pour les enfants ; tous, selon lui, ont besoin de l'atmosphère maritime pour modifier ou fortifier leur constitution, et il résume sa pensée dans ce conseil : « Que vos enfants passent leur vie au bord de la mer ».

Ces mots expriment aussi l'opinion contemporaine, unanime à proclamer les bons effets du séjour au bord de la mer. Brochard ne fait qu'en tirer la conclusion lorsqu'il dit que « la médication maritime doit être, chez les enfants faibles et maladifs de notre société moderne, le complément obligé d'une éducation physique bien entendue ». Cette opinion, qui semble exagérée, est pleinement justifiée par le développement que l'auteur donne à sa pensée. « C'est, dit-il, le remède par excellence de cette éducation intellectuelle trop développée ou du moins trop tôt commencée, qui constitue pour la jeunesse une cause assurée d'étiolement et d'affaiblissement. C'est le meilleur moyen de garantir les enfants des maladies auxquelles ils sont si fréquemment exposés pendant que le corps se développe. »

Le séjour à la plage est, disons-nous, un tonique utile à tous les enfants; mais il n'y a pas en médecine de règle absolue; aussi, après avoir posé ce principe, nous nous hâtons de dire qu'il y a des catégories de sujets auxquels l'air de la mer ne convient pas et pourrait même être nuisible.

1° Ce sont les enfants atteints de *maladies nerveuses*, telles que l'hystérie et l'épilepsie, ou ceux qui, sans avoir de maladie proprement dite, sont essentiellement nerveux.

La simple réflexion suffit pour comprendre ces effets exceptionnels.

Le propre des natures nerveuses est une irritabilité particulière : tout est pour elles matière à impression profonde; elles doivent éviter au prix de leur bien-être, tant physique que moral, toutes les occasions d'excitation pour le système nerveux, et le calme est pour ces organismes la première condition de la santé comme du bonheur. Aussi doivent-ils fuir l'air de la mer si puissamment stimulant. Notre maître, le Dr Jules Simon, insistait beaucoup dans ses conférences pour attirer notre attention sur ce sujet. « N'envoyez pas au bord de la mer, disait-il, les sujets *irritables* issus de parents hystériques ou épileptiques; le séjour même des plages est mauvais pour ces jeunes névropathes, car en dehors des bains, ils y respirent un air excitant (1). »

Ce point est surtout pratique en ce qui concerne les petites filles.

« N'autorisez jamais les *hystériques* à faire

(1) Docteur Jules Simon loc. cit.

même un séjour au bord de la mer. J'ai vu des petites filles de huit à dix ans simplement impressionnables tomber dans un état névropathique avant-coureur de l'hystérie. »

Il faudrait pourtant bien se garder de tomber dans une exagération malheureuse qui ferait renoncer les parents à accorder à leurs enfants le bénéfice des bains de mer.

Les enfants bien portants sont, en général, agiles et dégagés, et il ne faudrait pas prendre pour du nervosisme, c'est-à-dire pour une exagération maladive de la sensibilité, cette vivacité d'allures qui est une garantie de santé.

Dans le langage du monde, on appelle tous ces enfants nerveux; en fait, ils n'ont que la vivacité propre à leur âge, ils n'ont nullement un tempérament nerveux, et le séjour au bord de la mer leur est d'un grand bien.

Quant aux petits malades atteints de la danse de Saint-Guy, la mer leur est interdite dans la période ascendante de la maladie ; quand elle est à son déclin, la saison maritime n'est plus défendue, et souvent même ces enfants trouvent sur la plage une guérison plus rapide de cette affection de longue durée.

2° Il faut, en général, tenir éloignés de la plage, les enfants atteints de *tuberculose pulmonaire.*

La phtisie se présente sous des formes si différentes, qu'il est difficile de donner une règle de conduite qui s'applique à tous les cas ; son traitement, par la médication marine, est une question trop complexe pour être exposée ici avec le développement qu'elle comporte. Chaque sujet doit être l'objet d'une étude spéciale. C'est ainsi qu'à l'exemple de Jules Simon, l'on enverra à la mer « des enfants, et même des adultes manifestement tuberculeux, dont la santé s'améliore par un séjour prolongé sur les bords de la Manche ».

Ces sujets se rencontrent, surtout dans la tuberculose à forme lente, torpide.

C'est ainsi qu'on interdira la plage aux phtisiques qui ont facilement un mouvement fébrile ou une hémorragie, ou dont l'affection présente une marche assez rapide.

Le phtisique ne partira donc jamais à la plage sans avoir pris l'avis préalable de son médecin.

Quant aux autres *tousseurs*, ils n'ont, habituellement, qu'à gagner à faire une saison au bord de la mer. Il suffit qu'ils prennent des précautions pour éviter les refroidissements. Dans ces conditions, nous n'hésiterons pas à dire, aujourd'hui que l'on prescrit aux malades atteints de la poitrine les climats froids, que l'air vif des plages du Nord est tout à fait indiqué. Le Dr Verhaeghe, d'Ostende, soutient, également, que l'atmosphère maritime est favorable aux maladies de poitrine. Les Anglais construisent même pour cette catégorie de malades, des maisons de santé sur les bords de la mer.

A part ces deux catégories de sujets, l'atmosphère maritime est, suivant l'expression de Brochard, « une mère bienfaisante qui appelle vers elle tous les enfants qui souffrent ».

Il en est qu'elle réclame d'une façon particulière; pour eux, la saison maritime n'est plus seulement une question de santé, elle est souvent une question de vie.

L'efficacité de l'atmosphère maritime contre le lymphatisme et ses manifestations est suffisamment établie pour que je n'insiste pas sur ses effets désormais incontestés. J'ai actuellement en vue ces malheureux enfants prédisposés à la phtisie, qui forment aujourd'hui une classe si nombreuse, et que les parents n'amènent pas sur nos plages.

Il y a pour le médecin, comme pour les familles,

un intérêt vital à bien connaître les sujets, ou mieux, les terrains humains qui, d'une façon innée ou acquise, sont prédisposés à la phtisie, et à mettre en regard la prédisposition maladive et le remède préventif.

C'est pour ces sujets-là que « prévenir c'est guérir », aussi n'est-il pas hors de propos de terminer l'importante question du séjour au bord de la mer en les signalant, afin qu'on fasse le guet sur eux, et en indiquant la mer comme la source de vigueur et de santé qui leur est nécessaire.

Chacun sait les précautions qui doivent entourer le premier âge et la jeunesse de sujets nés de parents tuberculeux. Ce point est si connu qu'il nous suffit de le rappeler et de lui donner la première place pour en marquer l'importance.

Il y a quelques mois à peine, le professeur Landouzy, dans des cliniques qui éveillaient l'attention du monde scientifique, montrait que la variole développe une grave prédisposition à la tuberculose. La logique des faits l'amenait à formuler cette loi redoutable, à savoir que « tout individu atteint de petite vérole est candidat à la tuberculose ».

C'est, nous le savons, une catégorie peu nombreuse ; on s'étonnera peut-être de la voir figurer ici. J'en fais mention parce qu'elle n'est pas connue et qu'elle se compose de sujets que la mer sauvera.

Il me faut encore signaler une autre catégorie peu connue qui présente pour la phtisie une prédisposition marquée. Ce n'est que dans ces dernières années que l'attention a été attirée sur ce point.

Le professeur Landouzy a décrit à grands traits sous le nom de *type vénitien*, la physionomie de cette classe d'individus menacés de tuberculose.

« Nous affirmons l'opportunité de la tuberculose, à Paris, pour l'homme dont la peau blanche et fine, marbrée de veinules, la teinte d'ordinaire bleue de l'iris, la coloration rousse ou rouge du système pileux, les sueurs faciles, la mollesse des chairs, certaine élégance des formes, la rareté des cicatrices strumeuses semblent être l'apanage (1) .»

L'observation confirme pleinement cette manière de voir. Quand on visite les hôpitaux d'enfants, on est frappé de la physionomie douce, fine, de la beauté des traits de certains malades. Si l'on interroge ou examine ces petits malheureux, on

(1) Landouzy, loc. cit.

voit que ce sont généralement des enfants atteints de la tuberculose, que la maladie soit localisée aux os, sous forme de tumeur blanche, comme cela arrive souvent chez les enfants, ou qu'elle occupe les poumons. Ces jeunes sujets ont conservé le *type vénitien*, *l'air de famille* qui annonçait la maladie que, souvent faute d'hygiène et de mesures préventives, ils n'ont su éloigner.

Ils sont pour nous un enseignement : ils nous prouvent que le type vénitien annonce une prédisposition native, qu'il est une indication précise à user de bonne heure de l'action reconstituante de l'atmosphère maritime pour refaire et tonifier l'organisme.

C'est dès l'enfance qu'il faut agir :

« Les modifications qui s'opèrent dans l'organisme sont plus nombreuses, plus complètes et plus rapides dans l'enfance qu'à toute autre époque de la vie (1). »

« Que les médecins, que les pères de famille, dit Brochard, n'oublient jamais la puissance réparatrice dont jouissent l'eau et l'atmosphère marines, et qu'ils aient toujours présente à la mémoire cette

(1) Rilliet et Barthez, *Maladies des enfants*, 3 vol.

parole d'un médecin de Florence. « Deux enfants « parés de toute la grâce attendrissante de la jeu- « nesse, meurent dans les hôpitaux de cette ville. « Sur la figure de l'un d'eux se peint une langueur « pleine d'amertume, les yeux de l'autre s'éteignent « dans une ombre éternelle. Ces enfants, dit ce mé- « decin, ne seraient pas morts si on avait pu les « envoyer à la mer (1). »

(1) Michelet, loc. cit.

CHAPITRE III

DES BAINS DE MER

Règle générale : les enfants doivent prendre des bains de mer. — La mer est le remède de l'anémie des grandes villes. — Les bains de mer dans la croissance exagérée, le rachitisme, la prédisposition à la phtisie.
Des bains de mer dans les bronchites non tuberculeuses, la coqueluche, le rhume de cerveau, l'hypertrophie des amygdales, l'hypertrophie de la troisième amygdale, et quelques autres affections sans gravité.
Durée des effets des bains de mer.
Contre-indications aux bains de mer.

La question de l'opportunité des bains de mer embarrasse souvent les praticiens et les familles, qui ne savent s'ils peuvent faire participer tous les enfants aux bienfaits de l'hydrothérapie maritime.

La règle comporte des exceptions basées sur l'âge et l'état maladif des sujets (nous les étudierons d'ailleurs en détail), mais on peut poser en principe que *les enfants doivent prendre des bains de mer*.

S'il est vrai de dire que le séjour à la plage est le traitement par excellence du lymphatisme et de ses manifestations, de la scrofule et des accidents si variés qu'elle présente, il faut avoir soin d'ajouter que la médication marine ne donne ses résultats les meilleurs que lorsqu'elle comprend à la fois l'air et l'eau. « Le bain d'air et le bain de mer agissent dans le même sens, et se complètent l'un l'autre pour arriver au résultat final : la tonification et le remontement général de l'organisme (1). »

La mer est le remède de l'anémie des grandes villes. — L'enfant qui vient à la plage doit y prendre des bains. En effet, si sa santé est bonne, l'action tonique et vivifiante de l'eau de mer lui est utile pour l'entretenir et la fortifier. Si sa constitution est délicate ou maladive, ce n'est pas trop « de l'air qui vivifie et de l'eau qui régénère ».

Parmi les états maladifs qui réclament la mer, et qui, après le lymphatisme et la scrofule, la réclament de la façon la plus impérieuse « en tête doit se placer cet ensemble de troubles fonctionnels, cet état de langueur, de faiblesse, de souffrance relative, dans lequel vivent la plupart de ceux qui habitent les villes populeuses, que Bour-

(1) Van Merris, *la Scrofule et les Bains de mer.*

guignon appelle *malaria urbana* » et que nous appellerons plus simplement l'*anémie* ou plutôt la *cachexie des grandes villes.*

« Ce sont les enfants qui sont particulièrement atteints par le mal ; souvent ils le puisent dans l'hérédité, et, à peine au monde, ils ne trouvent, dans le milieu qu'ils respirent, que des causes qui l'entretiennent et l'aggravent. L'hygiène domestique lutte en vain contre le poison. Dès l'âge de cinq à six ans, plus souvent à dix ou douze ans, ils s'étiolent, languissent et manifestent des dispositions physiques qui n'attendent qu'une cause occasionnelle pour se transformer en maladie grave (1). »

Ce n'est qu'en se retrempant dans les eaux vivifiantes de l'océan et qu'en substituant à l'atmosphère empoisonnée des cités populeuses l'air maritime, ce véritable aliment de la vie, qu'on parvient à détruire les effets de l'anémie des centres populeux.

La croissance exagérée. — Parmi les états intermédiaires entre la maladie et la santé qu'il faut encore traiter chez les sujets jeunes, le phénomène de la *croissance* est de ceux qui doivent arrêter l'attention.

(1) Dutroulau, *Gazette hebdomadaire* ; 1882.

Lorsque l'enfant se développe trop rapidement, il en résulte souvent des dangers sérieux pour la santé. En jetant les yeux autour de soi, chacun aperçoit dans son entourage un ou plusieurs exemples qui confirment tristement ce fait.

L'état maladif et les périls qui accompagnent une croissance excessive, trouvent un traitement d'une efficacité peu douteuse dans l'hydrothérapie maritime.

L'action tonique des bains de mer, dit Brochard, est, en quelque sorte, spécifique dans la croissance, elle semble avoir pour effet principal le développement du corps dans le jeune âge et dans l'adolescence.

Le *rachitisme* est une affection générale sur laquelle la médication maritime agit puissamment.

Les enfants rachitiques, appelés vulgairement *noués*, doivent prendre des bains de mer et en user de très bonne heure.

Le séjour au bord de la mer fait le plus grand bien à ces petits êtres; leur chétif organisme s'imprègne de l'atmosphère maritime et se montre autrement sensible que celui de l'adulte à son action reconstituante; mais la médication aérienne ne suffit pas.

Ne vous contentez même pas d'y-ajouter tous les jours une lotion. Les lotions et l'air marin ne suffisent pas encore au petit rachitique : c'est à lui surtout que les bains sont nécessaires; et il ne faut pas hésiter à lui en donner le plus tôt possible. S'il est trop jeune pour prendre des bains de mer froids, ayez recours aux bains de mer chauds.

Les bains de mer dans la prédisposition à la phtisie. — La médication marine a, sur l'appareil respiratoire, une influence qu'on met à profit dans la plupart de ses affections dès qu'elles présentent quelque durée.

Il ne saurait être ici question de la phtisie confirmée. « Ce serait une audace inutile que d'exposer ces malades aux bains. L'air marin doit leur suffire et c'est assez; quelquefois même, c'est déjà trop (1). »

Dans la prédisposition à la phtisie, il n'en est plus de même. Un fait avéré à l'heure actuelle est l'action préventive de la médication marine sur les sujets qui sont prédisposés à la phtisie. C'est la conclusion qui termine l'examen que le Dr Boudin a fait de tous les travaux qui ont traité cette impor-

(1) Van Merris, loc. cit.

tante question. C'est notre conviction personnelle qui nous a conduit à tant insister sur ce point en traitant des indications du séjour au bord de la mer.

A ces malheureux candidats à la tuberculose, n'hésitez pas à conseiller les bains, mais donnez-les avec précaution ; qu'ils les prennent pour leur santé et non pour leur plaisir. Dans ces conditions, ils ne courront aucun danger et en retireront de sérieux avantages, au point de vue de l'endurcissement contre le froid et de la reconstitution de l'organisme.

Les bronchites catarrhales non tuberculeuses guérissent facilement au bord de la mer. Ce sont elles que le père de la médecine avait en vue, et qu'il confondait avec la tuberculose, lorsqu'il disait que la mer est « bonne pour les phtisiques ». Mais ici encore l'air, le régime, l'exercice seront les principaux éléments du traitement.

Aucune affection des voies respiratoires n'est aussi rapidement modifiée que la *coqueluche.* « M. Cazin, dit le professeur Arnould, nous a rapporté que la toux de la coqueluche cesse presque brusquement dans l'atmosphère marine, ce qu'il attribue à la résolution rapide de l'engorgement des ganglions bronchiques. »

L'air marin a ici, nous n'en doutons pas, une action spéciale ; cependant, il ne faut pas l'exagérer, et savoir reconnaître que le fait du changement d'air a une influence considérable. Dans un travail antérieur sur *le Changement d'air dans les maladies* (1) nous nous sommes assez longuement étendu sur ce point.

Mais nous faisons ici une digression, car dans la coqueluche comme dans la bronchite catarrhale, le simple séjour au bord de la mer suffit, et le bain est le facteur le moins indiqué.

Le vulgaire *rhume de cerveau* se trouve bien de la médication marine. Chez certains sujets, chez qui d'ailleurs il est un signe de lymphatisme, le rhume renaît si facilement, ou présente à chaque reprise une telle ténacité, qu'ils ont un rhume de cerveau permanent. Cette sensibilité au froid qui tantôt amène un coryza, tantôt produit une légère angine ou un rhume de poitrine, les bains de mer la combattent avec succès.

Gaudet affirme « qu'il a acquis la preuve que les bains de mer détruisent la susceptibilité au coryza

(1) Communication à la Société des sciences médicales de Lille ; 1888.

et rendent la constitution réfractaire aux causes qui amènent ces maladies ».

Il est d'observation, d'ailleurs, que les enfants qui passent une saison à la mer, s'enrhument moins facilement l'hiver suivant. Cette propriété est digne de fixer l'attention du praticien.

Parmi les affections qui réclament encore l'emploi de la médication maritime, l'*hypertrophie des amygdales* tient chez les enfants une place marquée.

Sous l'influence de ce traitement, les gonflements chroniques des amygdales disparaissent avec facilité. Outre les bains, il faut appliquer chaque soir, autour du cou, une compresse d'eau de mer, recouverte d'un tissu imperméable.

La médication marine évite ici une opération toujours si redoutée des enfants; elle a, sur l'intervention du chirurgien, l'avantage de tonifier l'organisme en même temps qu'elle le débarrasse d'une affection qui, souvent, est une entrave au complet développement de la poitrine.

Il faut savoir que ce n'est pas à la fin de la saison que vous constaterez la guérison; c'est un traitement dont l'action est lente, et dont l'influence continue de se faire sentir après le séjour à la plage.

Lorsque les amygdales atteignent un volume

considérable, il faudrait plusieurs saisons pour les ramener à leurs dimensions normales. Dans ce cas, le moyen de gagner du temps, et également le meilleur traitement à notre avis, est de combiner la médication marine et la cautérisation au galvano-cautère. C'est la pratique que nous avons suivie l'an dernier chez une jeune fille anglaise que les parents avaient hâte de voir guérir, et, nous nous en sommes très bien trouvé. Cette intervention est si peu douloureuse, que les malades sont tout surpris de ne pas souffrir davantage.

L'hypertrophie de l'amygdale pharyngée ou troisième amygdale est une affection très fréquente dans la seconde enfance (1).

L'enfant qui en est atteint ne peut facilement respirer par le nez ; aussi, la nuit il ronfle, et le jour il tient la bouche ouverte, ce qui lui donne une physionomie spéciale et particulièrement douce, un petit air de mouton.

Il présente également un peu de surdité, plus accentuée à certains jours ; enfin presque toujours sa poitrine est étroite et en carène.

Tous ces phénomènes sont liés à l'hypertrophie

(1) Voy. Despine et Picot, *Manuel pratique des maladies de l'enfance*, 4e édition ; Paris, 1889.

de l'amygdale pharyngée. Sous l'influence de la médication maritime, comme les autres amygdales, elle s'atrophie et peu à peu revient à ses dimensions normales, en même temps que les troubles occasionnés par son volume exagéré s'effacent graduellement.

Il nous reste à dire quelques mots d'un petit nombre d'affections qui, sans doute, relèvent du lymphatisme, mais dont le traitement, et surtout la façon de se comporter au bord de la mer demandent explication.

Ce sont : la *blépharo-conjonctivite*, l'*eczéma impétigineux* et l'*otorrhée*, ou, pour parler un langage accessible à tout le monde, les maux d'yeux, les croûtes de lait, et l'écoulement de pus par l'oreille.

Le fait est assez fréquent pour avoir été observé ; quand un enfant arrive au bord de la mer, ayant le bord des paupières et les yeux rouges, ou, présentant quelques croûtes de lait, dans les premiers jours l'inflammation s'exagère : les yeux sont plus douloureux, la peau s'irrite également davantage, et, si les bains viennent ajouter leurs effets excitants, ils ne manquent pas d'augmenter encore les phénomènes inflammatoires. Ces petits accidents persistent assez intenses, si un traitement approprié ne vient les combattre.

C'est ce qui a fait dire que l'air de la mer était nuisible aux enfants atteints de maladies d'yeux ou d'eczéma. Nous ne saurions partager cette opinion.

L'air de la mer, comme les bains, amène une certaine irritation, une poussée inflammatoire, mais cette poussée n'est nuisible que lorsqu'elle n'est ni surveillée ni soumise à un traitement approprié : ainsi s'expliquent les aggravations signalées.

Elle est au contraire salutaire, lorsqu'elle est mise à profit et reçoit les soins qu'elle exige : elle devient alors, je dirai, le point de départ de la guérison.

Cette distinction que l'on avait négligé de faire, explique les divergences d'opinion. C'est faute d'analyse dans les observations qu'on arrive à ces conclusions contradictoires, et qu'en des questions où il n'y a que des faits à observer, on trouve matière à discussion.

« Les maladies d'oreilles, et plus particulièrement l'écoulement du pus par l'oreille, sont encore des affections qu'on rencontre sur les plages.

« Les sujets qui en sont porteurs, dit Van Merris, sont, par le fait même, plus exposés aux déchirures de la membrane du tympan. Ils se mettront complètement à l'abri de ce danger en se garnissant les oreilles d'ouate, et en prenant la précaution de ne pas plonger violemment, ni de s'exposer au choc direct de la lame. Pris dans ces conditions, les bains n'offrent pas de danger. Ne faites aucune injection auriculaire sans l'avis d'un médecin : elles sont d'ailleurs peu utiles, car il va de soi que l'effet général doit être poursuivi d'abord, et que c'est par lui qu'on doit espérer de voir arriver la modification de l'organe malade.» C'est d'ailleurs la pratique que recommandaient les docteurs Guye d'Amsterdam et Craswel-Baber dans le récent congrès international d'otologie.

En résumé, pour ces affections de longue durée, mais sans gravité que nous venons de voir, n'hésitez pas à mener les enfants au bord de la mer; ne vous inquiétez pas de la poussée inflammatoire qui survient sous l'influence marine, et rappelez-vous bien que, lorsqu'on en tire parti au moyen d'un traitement méthodique, ce coup de fouet est aussi profitable à la guérison de cette affection, qu'il l'est à l'organisme tout entier.

La *durée* des effets des bains de mer est un point important de la pratique qui trouve ici sa place. L'action de la saison ne doit pas se juger seulement par les changements que chacun constate, ou le mieux qu'il éprouve, à la fin de son séjour à la plage.

La médication maritime reste toujours comparable aux médications thermales, et, comme pour celles-ci, les effets se continuent et souvent se complètent quand tout traitement est terminé.

Cette remarque est surtout vraie en ce qui concerne ces affections rebelles qui ont besoin de l'action du temps pour recevoir des modifications profondes, et elle vient, ce me semble, à propos, quand il s'agit de l'influence du traitement marin sur des états maladifs qui ont la durée du lymphatisme ou le caractère rebelle de la suppuration de l'oreille.

Elle montre que la médication marine est conforme à cette maxime si vraie du professeur Graves, à savoir « qu'à des maladies à marche chronique, il faut opposer des remèdes à action prolongée ». La continuation des effets de la saison balnéaire se fait sentir et juger d'une autre manière : c'est par l'action qu'exercent sur l'organisme des médicaments qui, auparavant, étaient sans influence, et qui, d'impuissants qu'ils étaient jusqu'alors, contribuent ensuite, pour une bonne part, à la guérison définitive. Nous avons eu encore nous-même, l'hiver dernier, l'occasion de voir ces effets qui sont, au premier abord, quelque peu surprenants. Il suffit d'appeler l'attention sur ce point pour que cet avantage soit mis à profit dans la pratique.

Contre-indications aux bains de mer chez les enfants. — Les bains de mer, si utiles dans la plupart des maladies deviennent, ou du moins peuvent être nuisibles dans un certain nombre d'affections qu'il est important de connaître.

Jules Simon, se basant sur une pratique de vingt ans, nous dit qu'il est surtout quatre catégories de malades auxquels les bains de mer ne conviennent pas.

1° « N'envoyez pas au bord de la mer les sujets *irritables*, issus de parents hystériques ou épileptiques, le séjour même des plages est mauvais pour ces jeunes névropathes. » Nous avons déjà dit que l'air excitant de la mer pouvait être préjudiciable à ces malades ; à plus forte raison les bains le seraient-ils. Nous croyons inutile d'insister.

D'un autre côté, disions-nous, il faut se garder de tomber dans l'exagération, et prendre pour des nerveux les enfants aux allures vives et dégagées; dans le langage du monde, on les appelle nerveux ; en fait, ils n'ont que l'agilité propre à leur âge.

A ces sujets, le séjour à la plage est salutaire, les bains de mer conviennent également ; mais il faut, dans leur usage, apporter une certaine circonspection. C'est à ces enfants surtout qu'il faut donner les soins d'hygiène dont nous avons parlé, qu'il ne faut administrer le premier bain qu'après cinq ou six jours d'acclimatement, et, au début, ne le répéter que tous les deux jours.

« Si après quelques bains, l'enfant devient réellement mal à l'aise, perd le sommeil, devient excitable, grognon, il faut les suspendre momentanément. Et si après une nouvelle expérience la tentative n'est pas plus heureuse, il n'y a pas à hésiter, il faut y renoncer. On aura recours alors aux bains de mer tièdes (1). »

(1) Docteur Jules Simon, loc. cit.

On voit ici comme les bains de mer chauds se trouvent être le complément naturel de la médication marine, et on ne s'étonnera pas que nous abordions leur étude, après avoir parlé de l'application des bains de mer à la lame.

2° Les *rhumatisants* ne doivent pas prendre de bains de mer. C'est une règle qui ne souffre guère d'exceptions. « La plupart du temps, le rhumatisme supporte mal le voisinage de la mer, et un seul bain peut réveiller les accidents (1). »

3° Les enfants porteurs de *maladies de cœur* ne doivent pas non plus user des bains de mer. Toutes les causes d'excitation leur étant nuisibles, l'hydrothérapie maritime l'est au premier chef.

4° Nous avons vu qu'il fallait tenir les *phtisiques* éloignés de la plage et signalé les exceptions que cette règle comporte.

(1) Docteur Jules Simon, loc. cit.

CHAPITRE IV

BAINS DE MER CHAUDS

Avantages qu'ils présentent : moyen d'initiation aux bains de mer ordinaires pour les enfants ; moyen unique de traitement pour ceux qui ne peuvent prendre de bains à la lame.
C'est une ressource précieuse :
En *été*, quand la saison est mauvaise, ou lorsqu'il faut prolonger le traitement.
En *hiver*, c'est l'unique moyen de traitement.
Supériorité des bains de mer chauds sur les bains de Pennès ou de Salins. — L'eau de mer est la première des eaux minérales. Analyse comparée du bain de mer chaud et du bain de sels de Pennès.
Conditions que doit remplir le bain de mer chaud. — Sa température, sa durée, son mode d'action, ses effets. — Préjugés contre les bains de mer chauds. — Résumé.

L'usage des bains de mer chauds est entré dans la pratique sur les côtes brûlantes de la Méditerranée, bien avant d'être introduit sur les plages moins ensoleillées du Nord. C'est ainsi qu'en ce qui concerne notre région, Rosendaël n'est pas, jusqu'ici, pourvue d'une installation de bains de mer chauds. Nous sommes heureux d'apprendre que la lacune sera comblée. Si nous n'avons pas cette heureuse innovation pour la saison qui va s'ouvrir, nous pouvons compter en jouir l'année prochaine.

L'installation de bains de mer chauds permettra d'user plus fréquemment de l'hydrothérapie maritime, et d'étendre ses bienfaits à un plus grand nombre.

Le bain de mer chaud est appelé à rendre des services comme bain préparatoire.

Toute personne qui a charge d'enfants jeunes comprend d'elle-même l'utilité des bains de mer chauds, en se remettant devant les yeux la petite scène de famille qui se répète presque chaque fois qu'il s'agit de faire prendre à un enfant son premier bain. Devant la vague, l'enfant pousse des cris et refuse d'avancer ; souvent il faut user de violence, et ce n'est pas le propre des mères qui, parfois, renoncent à l'hydrothérapie maritime, pour toute la saison, après un malheureux essai.

Préparez peu à peu ces sujets trop sensibles par des bains chauds à température décroissante ; en quelques jours ils se familiariseront avec l'eau, et ne verront plus dans la lame qui les effarouchait, que l'occasion de jeux folâtres et de luttes enfantines.

« C'est par ce moyen que l'on peut habituer les

enfants à se plaire dans l'eau, tandis que, suivant la manière ordinaire de les baigner, ils semblent entrer en convulsion par la peur qu'ils ont au moment où l'on va, malgré eux, les jeter à la mer (1). »

Mais les bains de mer chauds sont surtout une méthode de traitement.

Après le séjour à la plage, cette ressource est la plus précieuse pour ce grand nombre de jeunes enfants dont la constitution réclame l'action tonique des bains, et qui, en raison de leur âge et de leur faiblesse, ne peuvent supporter les bains froids.

C'est le cas des petits *rachitiques*, en d'autres termes, des enfants dits *noués*. L'atmosphère maritime exerce, sans nul doute, sur ces organismes une puissante influence, mais ils retireraient de la médication des effets plus énergiques encore, si, au séjour sur la plage, ils ajoutaient l'usage des bains de mer chauds. C'est en parlant de cette classe si intéressante de malades que la médecine peut transformer, quand elle leur donne tous ses soins, que le docteur Jules Simon disait qu'il ne fallait pas attendre l'âge de deux ans pour

(1) Cazin, loc cit.

leur administrer des bains de mer chauds, et qu'il conseillait, dans les cas graves, de commencer à quinze mois.

Plus le rachitisme est prononcé, plus il faudra prendre les bains de bonne heure.

Les enfants rachitiques ne sont pas les seuls dont la constitution maladive appelle à son secours dès le jeune âge, tous les agents de la médication maritime. L'enfant qui a des frères et sœurs atteints de manifestations non douteuses de lymphatisme ou de scrofule, tirera le plus grand profit des bains de mer chauds. Dans nos nombreuses familles de Flandre, il n'est pas rare qu'une mère affaiblie par des conceptions répétées, donne naissance à un enfant qui se ressente de l'épuisement maternel et soit plus délicat que les autres.

Utilisez, pour ce Benjamin déshérité par la nature, la méthode des bains de mer chauds, et vous arriverez ainsi à lui rendre la santé et la vigueur de ses aînés.

A plus forte raison, en dirai-je autant des enfants qui ont le malheur de perdre leur père ou leur mère d'une affection constitutionnelle.

Ce sont là autant de cas où l'opportunité des bains de mer chauds n'est pas douteuse, et où, bien souvent, ils ne sont pas mis à profit. Cependant, dans les premières années de la vie, il ne faut pas d'installation balnéaire bien compliquée. Peu d'eau suffit pour un bain dans le premier âge, et l'on se fait facilement porter de l'eau de mer à domicile.

Le médecin qui voit si souvent des malades dont la santé est compromise, pour toute la vie, par une hygiène de l'enfance mal comprise, ou faute de ne pas avoir usé de moyens préventifs, pourtant simples à appliquer, peut attirer l'attention sur ces points, mais il est seul à bien en comprendre toute la portée.

Aussi quand, à ce sujet, vous êtes dans l'incertitude, n'hésitez pas à recourir aux lumières du médecin de votre famille. Dans le doute, il faut savoir parfois ne pas s'abstenir et prendre un parti : ici c'est bien le cas.

Nous avons vu les précautions dont il fallait user envers les enfants quelque peu nerveux qui ne peuvent supporter, au début, les bains à la lame, et, nous avons recommandé de les habituer à l'eau de mer, en leur donnant quelques bains chauds à température graduellement décroissante.

Indépendamment des nerveux, il est encore une

catégorie de jeunes sujets qui auront recours au même moyen ; ce sont « ceux que la délicatesse de leur poitrine et la susceptibilité des muqueuses respiratoires empêchent de se découvrir sur la plage (1) ».

Ces enfants useront des bains de mer chauds ; on en diminuera progressivement la température, et, au moment des plus fortes chaleurs, ils essaieront de prendre des bains à la lame, heureux s'ils peuvent ainsi arriver à s'endurcir contre le froid et, par le fait même, contre toutes les causes de refroidissement.

Nous n'en avons pas encore fini avec les ressources que nous offre cette méthode.

Le bain de mer chaud a, sur le bain froid, cet immense avantage, c'est de pouvoir être administré en tout temps et en toute saison ; aussi il est une ressource dans ces moments si fâcheux où la saison d'été se présente avec la température fraîche et quelque chose du vent de l'hiver, et rend impossibles les bains de mer à la lame.

Les plages du Nord n'ont rien des chaleurs brûlantes et continues du climat du Midi, et il est

(1) Van Merris, *La scrofule et les bains de mer.*

des saisons bien peu propices pour prendre des bains sur la plage.

Pendant les jours de mauvais temps, les enfants, plutôt que de renoncer au traitement balnéaire. demanderont aux bains chauds les effets toniques et reconstituants qu'ils ne peuvent, pour le moment, trouver à la mer.

Le bain de mer chaud rend les mêmes services, lorsque les enfants arrivent à la plage avant l'époque des bains, lorsque le caractère grave ou rebelle de leur maladie réclame une prolongation de traitement qu'il faut faire hors saison, ou à une époque où les jours de mauvais temps l'emportent quelquefois sur les beaux jours.

Mais la supériorité véritable du bain chaud, c'est qu'il peut se prendre l'hiver, et permet ainsi de continuer le traitement maritime à un moment où la mer n'est plus praticable.

Ces bains sont, pour nos enfants délicats, l'équivalent d'une saison à Salins ou à Salies-de-Béarn.

Plus privilégiés que les malades qui se transportent, à grands frais, dans le Jura ou les Basses-Pyrénées, ils ont l'avantage considérable de vivre dans une atmosphère maritime, et, ils trouvent dans l'air qu'ils respirent, une action tonique si puissante, qu'on n'a pas encore pu déterminer quelle part est la plus grande dans le traitement maritime, de l'influence de l'atmosphère ou de l'action des bains. De sorte que, prenant des bains et respirant l'air marin, ils font une véritable *saison maritime d'hiver.*

Lallemand partage complètement cette idée.

« S'il est, dit-il, une saison dans laquelle il soit urgent de lutter contre les maladies chroniques, c'est surtout pendant l'hiver, parce que, c'est dans cette saison qu'elles sévissent le plus cruellement, et que les rechûtes sont plus graves et plus fréquentes. Il importe donc de guérir les maladies en hiver, non seulement pour ne pas faire perdre un temps précieux, mais encore parce que le printemps est la saison la plus favorable à la convalescence, et que les malades ont ensuite tout l'été pour compléter leur rétablissement. »

Ces idées sont déjà entrées dans la pratique : à l'hôpital de Berck, pendant tout l'hiver, certains enfants prennent des bains de mer chauds plusieurs fois par semaine.

Comme tout ce qui présente le caractère de la nouveauté, le traitement par les bains de mer chauds paraît étrange de prime abord. Cependant ce caractère n'existe que pour notre plage, car la méthode est depuis longtemps en usage.

En Allemagne comme en France, dans les stations balnéaires qui ont les mêmes propriétés que les bains de mer, les eaux thermales n'ont jamais une température suffisamment élevée; toute l'année il faut donner des bains chauffés.

Pourquoi ne pas élever la température de l'eau, comme dans les stations thermales, en d'autres termes, prendre des bains de mer chauds quand le temps ne permet pas de les prendre sur la plage, ou, que la saison dite balnéaire est passée? — Cela ne se pratique pas seulement à Berck, la patrie adoptive des scrofuleux; Nice, Cannes, Dieppe ont également un établissement spécial de bains chauds. — Et ce qui se fait sous le climat du Midi, conserve, ce me semble, sa raison d'être sur les plages du Nord.

Aussi, nous ne saurions trop conseiller une saison maritime d'hiver aux enfants qui présentent des manifestations lympathiques peu douteuses, ou qui sont pâles, mous, sans couleur, appétit ni vigueur. C'est le meilleur moyen de mettre à profit en tout temps le privilège du voisinage de la plage, que d'aller demander la santé aux bains et à l'air de la mer.

Si les froids rigoureux de l'hiver vous font reculer, et qu'une médication prompte ne s'impose pas, au moins n'attendez pas l'époque des vacances pour soigner la santé de votre enfant ; dans les premiers jours de printemps, alors que le froid a perdu de sa rigueur et que le soleil invite à la promenade, faites prendre les premiers bains ; et, si vous le pouvez, transportez votre domicile sur les bords de la mer, pour que votre enfant vive de l'air de la plage. Dans ces conditions, vous doublerez la durée de la saison maritime, et partant, ses bienfaits.

Les bains médicamenteux ou artificiels n'auront jamais une action équivalente à celle de ces bains.

On conçoit que les étrangers qui n'ont pas l'avantage d'être voisins de l'Océan, substituent aux bains de mer les bains aux sels de Pennès ou aux eaux de Salins. Les eaux de Salins, comme les bains de Pennès, ont, de par les faits, une action reconnue incontestable ; mais elles n'ont pas la valeur de l'eau de mer.

« Toutes ces eaux si renommées de France et d'Allemagne, qui jouissent d'une réputation aussi universelle que légitime, et qui attirent les malades de toutes les parties du monde, ne dépassent guère ou même n'atteignent pas en minéralisation, l'eau de mer (1). » Aussi, comme le fait observer Cazin, si l'on recherche l'action médicamenteuse de l'eau de mer, c'est au bain chaud qu'il faut s'adresser, et alors elle égale et dépasse toutes les eaux minérales.

Et, en effet, au point de vue de sa composition chimique, l'eau de mer est, comme le dit le professeur Hardy, « la première de nos eaux minérales ».

Usons donc largement de « la première des eaux minérales » que la nature nous prodigue, et sachons que, si les bains artificiels de Pennès font bien, les bains de mer chauds font beaucoup mieux (2).

(1) Van Merris, loc. cit.

(2) La preuve scientifique de la supériorité du bain de mer chaud sur le bain de Pennès ressort nettement de l'analyse comparée des deux bains.

Le bain de Pennès est un bain ordinaire dans lequel on verse pour un adulte un flacon de sels de Pennès dont voici la formule.

Bromure de potassium.	1 gr.	Sulfate d'alumine.	1 gr.
Carbonate de chaux . .	1 —	Sulfate de fer	3 —
Carbonate de soude. . .	300 —	Huile volatile de lavande.	1 —
Phosphate de soude . .	8 —	Huile volatile de thym. .	1 —
Sulfate de soude. . . .	5 —	Huile volatile de romarin.	1 —

Soit, en résumé, 320 gr. de principes minéraux par bain.

Un bain d'eau de mer de 200 litres (c'est la quantité moyenne) contient 6 kilogs et demi de principes minéraux, un litre d'eau de mer renfermant 33 gr. de sels.

Administration du bain de mer chaud. — Le bain de mer chaud, pour donner les résultats qu'on peut en attendre, doit être pris dans de bonnes conditions; c'est sur les détails de son administration que nous voulons maintenant insister.

La température des bains de mer chauds doit être, ainsi que le recommande le Dr Buttura, de 33 à 38°. Si le bain est, chez l'enfant, le moyen unique de traitement, il n'y a pas d'intérêt à diminuer la température.

Si, au contraire, il n'est donné que pour initier, pour habituer l'enfant aux bains de mer à la lame, il faut donner des bains à température graduellement décroissante à 30° et même 28°.

Quant à la durée, on ne peut pas dire des bains chauds comme des bains froids, que les plus courts sont les meilleurs; il faut, au contraire, les prolonger; les premiers de 15 à 20 minutes et arriver bientôt à 30 et même 40 minutes. Et cela se conçoit facilement : Le mode d'action des bains de mer chauds n'est plus du tout le même que celui du bain à la lame. Le bain froid agit, à la façon d'une douche, par sa température et par la percussion de la vague; il produit la réaction, suivie bientôt de la stimulation, et ces effets stimulants qui se répètent exercent sur l'organisme une action tonique au plus haut degré.

« Les bains de mer chauds, arrivent au même résultat, mais par un autre procédé. Il ne saurait plus être question ni d'hydrothérapie ni de réaction, mais ici intervient un autre agent, la minéralisation, puissamment aidée par la température et la durée du bain. Si, en effet, on a pu révoquer en doute l'action minéralisatrice d'un bain de mer froid où on ne reste que quelques minutes, et dont on peut, en somme, expliquer les effets par ses propriétés physico-dynamiques, il paraît bien difficile de nier qu'un bain à la température de 35 à 40°, dans lequel on reste une demi-heure, n'agisse pas par sa minéralisation qui en fait un des bains les plus médicamenteux que la médecine ait à sa disposition (1). »

Sans déterminer de réaction, le bain de mer chaud par sa richesse minérale arrive à produire une stimulation très forte, et cette stimulation est telle qu'on ne pourrait prendre un bain de mer chaud d'une grande durée. Cette action stimulante, se renouvelant chaque jour, produit sur la santé et

(1) Van Merris, loc. cit.

la constitution des effets toniques de premier ordre, comparables à ceux obtenus par le bain de mer ordinaire.

Pris dans ces conditions, les bains de mer chauds ont une efficacité reconnue par tous ceux qui ont observé leur action.

Deux savants collègues reconnaissaient ces résultats dans des publications récentes. L'un, le Dr Buttura, observe depuis trente ans aux bords de la Méditerranée, sur la plage de Cannes ; il a mis avec libéralité tous les enseignements de sa pratique à ma disposition. L'autre, le Dr Van Merris, a longtemps vécu et pris ses observations au milieu de nous.

« Les bains de mer chauds, dit le premier, rendent les mêmes services que Salins, que Kreuznack, que Nauheim que les eaux chlorurées puissantes : ils sont principalement indiqués dans la chlorose, l'anémie, la scrofule, dans les convalescences difficiles, dans certaines affections rhumatismales, et, pour donner du ton à certains organismes, faibles de nature, ou affaiblis par des fatigues, des travaux ou des excès (1). »

(1) Buttura, *l'Hiver à Cannes et au Cannet;* Paris, 1883.

« Les avantages du bain de mer chaud, écrit le Dr Van Merris, se résument de la manière suivante : ils peuvent être administrés à tout le monde et en toute saison. C'est ainsi qu'ils sont précieux, non seulement pour les enfants irritables et nerveux qu'on essaie d'habituer peu à peu aux bains froids, mais ceux que leur âge, leur maladie, leur faiblesse originelle empêchent de recourir à cette médication peuvent, sans inconvénient, recourir aux bains de baignoire. Ajoutons que ce traitement peut être commencé en toute saison. C'est le plus souvent pendant l'hiver que la diathèse scrofuleuse se réveille, et donne naissance à de nouvelles manifestations ou provoque la réapparition d'accidents que l'on croyait éteints. Quel avantage de pouvoir aussitôt recourir à la médication spécifique, sans être obligé d'attendre le retour de la belle saison (1). »

Devant de pareilles considérations, l'esprit s'arrête et ne manque de penser, que si l'usage des bains de mer chauds n'est pas entré dans la pratique, c'est qu'il a rencontré des préjugés.

Rien, en effet, comme les préjugés ne jette de

(1) Van Merris, loc. cit.

l'obscurité sur une question, et n'enraie la marche des esprits vers la vérité. Comme dit Fonssagrives : « les préjugés sont les moisissures de l'esprit ; on ne les trouve que là ou la lumière n'entre pas ».

Aujourd'hui que la lumière est faite, ces préjugés qui avaient parfois trouvé crédit, même auprès des médecins, sont tombés. Van Merris les relève et les combat définitivement dans des lignes qui expriment complètement notre pensée.

« Quelques médecins disent bien que des bains pris à des températures élevées, affaiblissent les enfants, les amollissent au physique comme au moral, les rendent susceptibles au froid, et ne font que les exposer davantage aux angines et aux bronchites contre lesquelles on a la prétention de les administrer. L'expérience, ici encore, est en contradiction avec ces préjugés. Elle a montré que les bains chauds, loin d'amollir et d'affaiblir les enfants, leur communiquent une énergie plus grande qui s'annonce d'une manière visible par leurs forces qui s'accroissent, et d'une autre manière encore plus scientifique ; ces enfants, en effet, qui, tous les ans, payaient régulièrement leur tribut à toutes les petites indispositions causées par le froid, restaient indemnes, pendant toute la saison rigoureuse, dès qu'ils avaient suivi un traitement par les bains de mer chauds; et ceux qui n'avaient pu, durant la bonne saison, participer aux bains de mer pris sur la plage, avaient acquis, par les bains chauds, assez de force et de résistance vitale pour pouvoir, l'année suivante, faire une saison complète et sans accidents (1)... »

En résumé, les bains de mer chauds sont appelés, en ce qui concerne la médecine des enfants, à rendre dans la pratique des services journaliers.

Ils seront, dans notre région du Nord, un moyen de remédier à ces intempéries de la saison qui ne sont pas rares, et privent du traitement balnéaire un grand nombre d'enfants pour qui il est une condition de recouvrement ou du moins de consolidation de la santé et d'endurcissement contre le froid.

Dans les cas graves, qui motivent une médication prompte et longtemps poursuivie, ils permettront de doubler la durée de la saison maritime et ses bienfaisants effets. L'usage des bains pourra commencer ou se prolonger en dehors de la saison dite balnéaire; une saison maritime d'hiver devient désormais aussi facile que complète.

(1) Van Merris, loc. cit.

Ce sera, pour les enfants, un moyen d'initiation aux bains de mer à la lame. Enfin, pour les sujets trop jeunes, trop faibles ou trop délicats, ce sera une ressource nouvelle et puissante pour tonifier leur organisme et refaire leur constitution.

CHAPITRE V

BAINS DE SABLE CHAUD

Historique. — Préparation du bain de sable chaud. — Ses effets. — Son mode d'action. — Les maladies dans lesquelles il est employé.
Applications locales du sable chaud. — Son usage populaire.

Depuis que la médication marine s'est signalée par les véritables transformations qu'elle opère dans l'organisme, l'esprit humain s'est appliqué à en étendre les bienfaits, en cherchant dans les produits de l'Océan des propriétés nouvelles.

Depuis longtemps déjà, les senteurs qui se dégagent des *plantes marines*, avaient frappé l'attention, et, avant de connaître l'existence de l'iode et des principes minéraux, qui se trouvent dans les algues et les varechs, les habitants du littoral, guidés par cette pensée que la végétation qui vit de la mer doit en avoir les bienfaisantes vertus, avaient fait usage des fucus écrasés et de l'éponge brûlée contre les engorgements ganglionnaires. Plus tard seulement, la science comprit le bien fondé de l'empirisme, en découvrant la présence de l'iode dans les fucus, les laminaires et autres plantes marines.

Aujourd'hui les bains ont laissé, bien loin derrière eux, cette pratique qui marque l'enfance de la cure marine, et l'emploi des plantes de la mer reste, en France du moins, un moyen tout à fait inférieur, pour ne pas dire tombé en désuétude.

Les *bains de sable chaud* ne sont guère plus connus dans nos régions du Nord que les applications de fucus et de varechs : la raison en est dans les conditions climatériques de notre contrée.

« Le sable fin, chauffé par le soleil, ce sable que la mer pousse incessamment à la rive, tout imprégné d'odeur marine et chargé de divers sels, a été employé avec succès contre les *douleurs* par les habitants de certains pays. Le bain de sable est employé empiriquement sur toutes les rives, dans les pays chauds. J'ai pu en constater de très heureux et remarquables résultats ; mais aussi des résultats fâcheux, déplorables, lorsque l'on négligeait les précautions indispensables, ou que l'on employait ce moyen dans des cas où il est tout à fait contre-indiqué (1) ».

L'usage des bains de sable chaud remonte à une époque bien éloignée. « Les anciens connaissaient cette pratique à laquelle ils avaient donné le nom d'*arénation:* Hérodote, cité par Oribase (2), Dioscoride et Galien, la conseillaient pour débarrasser le corps des humeurs qui peuvent l'incommoder; les Romains y recouraient comme les Grecs, et, de nos jours encore, les peuples orientaux et les Arabes de l'Afrique n'ont pas cessé de suivre les traditions de leurs ancêtres.

« Le bain de sable agit par la chaleur solaire qu'il recueille, qu'il concentre et qu'il conserve ; s'il est pris sur le bord de la mer, sur une plage tour à tour visitée par l'eau chargée de sels, et par le soleil qui les y fait déposer, on admet qu'il peut acquérir une partie des propriétés toniques de l'eau de la mer. Il est employé dans ce but sur les plages du golfe de Gascogne et de la Méditerranée (3). »

(1) Buttura, loc. cit.
(2) Oribase, *Œuvres,* trad. par Bussemaker et Daremberg, Paris, 1854, t. II, p. 403.
(3) Van Merris, loc. cit.

Applications du bain de sable chaud. — Pour que l'effet médicamenteux se produise, dit Pouget, il faut que les choses soient mises dans une certaine condition : le sable dans lequel se creuse la fosse destinée à servir en quelque sorte de baignoire, doit être visité par la mer de temps en temps.

On pratiquera les fosses une heure ou une demi-heure avant le bain, car il faut que le sable soit très sec et chauffé par le soleil. Ainsi préparée, la fosse doit recouvrir le baigneur nu ; alors on recouvre le corps, peu à peu, de quelques pouces de sable, pour rester exposé à l'ardeur du soleil tout le temps qu'on peut le supporter, ayant soin seulement d'abriter la tête au moyen d'un parasol ou de quelques branches de feuillage. (Pouget.)

La durée du bain ne doit guère au début dépasser dix minutes; il faut la proportionner aux effets que l'on veut obtenir, et ne jamais prendre cette sorte de bain sans l'avis du médecin.

Sous l'influence de la chaleur développée par le sable chaud, la circulation s'accélère, le corps se couvre bientôt d'une sueur abondante ; le baigneur sort exténué et ne se fait pas prier pour prendre le verre de vin généreux qui est fortement recommandé au sortir du bain.

Les effets que produisent les bains de sable chaud nous paraissent assez comparables à ceux du bain d'étuve, et ce qui semble le prouver, c'est que leur emploi est surtout conseillé dans les cas où les bains d'étuve donnent les résultats les meilleurs.

« Le bain de sable, nous dit en effet Buttura, est excellent dans les cas de rhumatisme chronique atonique, dans les engorgements indolents des articulations, dans les paralysies rhumatismales, saturnines, dans celles qui suivent certaines fièvres graves. J'en ai obtenu de bons résultats dans des affections constitutionnelles profondes qui menaçaient la santé. L'illustre Larrey en avait d'ailleurs déjà, et depuis longtemps, fait la remarque dans sa campagne d'Egypte. Il est parfois un moyen véritablement héroïque pour rappeler certaines sécrétions brusquement arrêtées, pour rappeler vers la peau certaines éruptions qui, répercutées vers les organes internes, amèneraient les accidents les plus graves. »

Et notre savant confrère cite deux observations à l'appui de son dire.

Telles sont les principales indications du bain de sable.

Le bain de sable n'est généralement employé que sur les plages du Midi, mais les applications de sable chaud sont en usage sur toutes les côtes. Les habitants du littoral s'en servent journellement contre les contusions, les douleurs rhumatismales, les entorses, les arthrites, et même les tumeurs blanches : c'est encore une pratique populaire que de s'appliquer du sable chauffé dans le cas de lumbago.

Dans ces applications locales, comme, à notre avis, dans le bain de sable général, il faut voir bien plus l'action de la chaleur artificielle ou solaire que le sable concentre et conserve, que l'effet de propriétés marines qu'il aurait acquises par son contact avec l'eau de mer.

CHAPITRE VI

ÉTUDE COMPARÉE DES CLIMATS MARINS DE FRANCE

CHOIX DU CLIMAT

« Chaque climat est un remède. »

Les climats marins de France: Climat de la mer du Nord ou de la Manche, climat de l'Océan, climat de la Méditerranée. — Propriétés spéciales à chaque climat. — Leurs indications dans les maladies.
Le meilleur climat pour les enfants malades. Le climat le plus favorable aux enfants bien portants.
Inconvénients d'un changement de climat. — Conclusion.

« La jouvence de l'avenir se trouve dans ces « deux choses, dit Michelet:

« Une science de l'émigration;

« Un art de l'acclimatation.

Le climat est, ce n'est pas douteux, le plus puissant modificateur dont l'homme puisse éprouver les effets. Souvent, en quittant son pays, un malade dont la santé paraissait définitivement compromise, retrouve des forces et une vie nouvelle, au milieu d'une température bienfaisante et d'un climat favorable. Le Midi, si justement appelé « *le pays du Soleil* » accomplit chaque année des merveilles, et nous rend pleins de vigueur des sujets pour lesquels la médecine avait vainement épuisé ses ressources.

Chaque climat est un remède, et les effets surprenants que donnent les climats chauds, les climats marins les produisent également. Chacun d'eux a ses malades propres qu'il réclame, qu'il retrempe, qu'il refait.

Nous limitons notre travail à l'étude des *climats marins* et des malades qu'ils réclament pour retremper et refaire leur constitution affaiblie.

La France possède un littoral de près de 3,000 kilomètres d'étendue. Plusieurs mers baignent ses côtes, la Méditerranée d'une part, et de l'autre l'océan Atlantique et la Manche.

Malgré les différences que présentent ces mers, tant au point de vue du climat et de la direction des vents, que de l'exposition des plages et de la nature du sol, leur étude comparée reste simple : il suffit d'envisager les deux facteurs essentiels de la médication marine, l'air et l'eau ; ce sont eux, en effet, qui impriment, aux stations balnéaires de la Méditerranée comme au littoral de l'Océan et de la Manche, un cachet spécial.

Van Merris a parfaitement exposé la question,

et, dans cette étude qui demande des recherches climatériques que les hasards de sa carrière militaire lui ont rendues faciles et que les obligations de la nôtre rendent impossibles, nous nous inspirerons de ses idées.

Le climat de la Méditerranée a une chaleur douce et continue ; la régularité de sa température et la persistance du beau temps font du climat marin du Midi une région privilégiée dont Lord Brougham pouvait dire avec raison, ce qu'il disait de Cannes : « Celui qui la quitte, pour aller à Florence ou à Naples, s'en va plus loin pour être plus mal ».

Les bains de mer peuvent commencer au mois d'avril ; ils ne finissent qu'avec le mois d'octobre.

Non seulement les bains peuvent être pris presque sans interruption et pendant une très longue période, mais, dans ce pays enchanteur, qui a été nommé l'*Italie des Gaules*, les soirées sont tièdes, et les baigneurs restent plus longtemps exposés à l'action purifiante de l'air et du soleil.

Toutefois, il n'est pas de climat parfait, et le climat méditerranéen a des défauts. Le premier c'est sa sécheresse même.

« Tandis que, sur nos plages occidentales, les

vents dominants sont ceux qui viennent du large, ici c'est le contraire. C'est le mistral qui est le violent dominateur de ces contrées, vent continental qui vient du Nord et, soufflant droit au rivage, repousse au large les exhalaisons marines. Le climat du Midi a donc les avantages des climats chauds; on ne peut pas dire qu'il ait ceux des climats marins proprement dits. »

Lorsque Napoléon appelait la Méditerranée *le lac français*, il faisait ressortir, sans s'en douter, son défaut le plus grave au point de vue de la médication marine.

La Méditerranée est, en effet, un lac; elle n'a ni flux ni reflux; elle ne vous fouette pas comme une douche, et la fraîcheur de ses eaux ne vous saisit pas comme celle de l'Océan.

Ce sont des bains tièdes qui doivent leur action à leur forte teneur en sels, et n'ont presque rien des vertus hydrothérapiques des bains de la mer du Nord. Aussi, comme nous l'apprend Amédée Goubet, dans son intéressant ouvrage sur les *Stations sanitaires de la France*, à Cannes qui est cependant la plus belle plage du littoral provençal, on ne se baigne pas, ou du moins presque pas.

Le littoral de nos côtes occidentales présente les

plages les plus variées sur une étendue qui dépasse 2,000 kilomètres ; il se divise en deux grands départements :

Le premier comprend toute la côte battue par la Manche et la mer du Nord et s'étend de Dunkerque à Brest.

« Le contour de ces côtes est fort irrégulièrement découpé en grèves soumises à toutes les intempéries et en plages admirablement abritées ; mais l'exposition générale y regarde le nord-ouest, de sorte que le pays tout entier reçoit, sans en rien perdre, toutes les effluves, toutes les brumes de la mer ; on pourrait dire qu'il plonge dans l'air marin. Le climat y est celui du Nord, c'est-à-dire froid et humide, mais tempéré précisément par cette humidité constante qui provient de l'atmosphère marine ; la saison est courte, mais elle a tous les avantages qui peuvent provenir de l'air et de l'eau. Si l'atmosphère, toujours saturée d'humidité salée, leur constitue un bain d'air marin continu, l'eau agit ici d'une manière bien plus énergique que dans les baies ensoleillées de la Méditerranée. Sa température y est toujours froide, de 16 à 20° en pleine saison d'été, ses vagues presque toujours fortes ; ici se réalisent les meilleures pratiques de l'hydrothérapie marine, le froid uni au choc des vagues, une réaction prompte et énergique.

Le second département comprend les plages de la Gascogne et celles du versant méridional de la Bretagne qui est à l'abri des vents du nord et reçoit en plein les rayons du soleil : son exposition regarde directement l'Océan ; mais, il n'y a plus ni presqu'îles, ni caps, ni découpures du terrain, qui tantôt font plonger la mer dans la terre et tantôt font pénétrer la mer dans l'intérieur des terres, multipliant ainsi les points de contact avec l'atmosphère et constituant l'air marin. Le climat y est plus doux, grâce à la latitude, grâce aussi à l'absence des vents du nord dont il est préservé, mais il est moins imprégné d'air marin ; la température y est plus élevée, les tempêtes et les bourrasques moins fréquentes et moins terribles que dans le Nord (1). »

Ces notions générales sur les différents climats de notre littoral, sont la base nécessaire de toute étude de climatologie comparée.

En résumé, il existe donc en France trois climats marins, et ils peuvent être désignés sous le

(1) Van Merris, loc. cit.

nom des mers qui baignent nos côtes, climat de la Méditerranée, climat de l'Océan, climat de la Manche. L'étude des propriétés de nos plages si nombreuses et, en apparence, si diverses, se trouve, dès lors, bien simplifiée et ramenée à l'étude des trois climats de notre littoral.

Le climat de la Méditerranée présente tous les avantages des *climats chauds :* la chaleur douce et persistante du soleil en fait à la fois le charme et la vertu. C'est à sa température exceptionnelle qu'il doit ses propriétés, et tous les bienfaits, tous les résultats obtenus sont « les effets étonnants d'un air pur et salubre, d'un climat doux, sec et chaud, sur des êtres faibles, convalescents ou valétudinaires ».

Ces lignes de Guersant, le Dr Buttura les a choisies comme épigraphe de son étude sur *Cannes et le Cannet.* Comme il le fait observer « les paroles de cet illustre et sage praticien sont d'une vérité parfaite, et, en quelques mots simples et clairs, résument et résolvent la question ». Elles la résolvent pour tout le littoral du Midi.

Le climat de la Méditerranée doit donc surtout ses qualités à la température ; la mer dont l'influence est contrariée par la direction presque constante du vent, exerce une action assez faible pour que les côtes du Midi soient plutôt un climat chaud qu'un climat marin.

Ces considérations suffisent pour nous montrer quelle catégorie de malades doit être dirigée vers la Méditerranée. Ce sont particulièrement les enfants affaiblis par une maladie de longue durée, incapables de supporter le souffle puissant des plages du Nord. Les sujets nerveux trouveront également au bord de la Méditerranée le climat doux et réconfortant qui convient le mieux à leur tempérament.

Ajoutons que « pendant l'arrière-saison, pendant l'hiver et le printemps, les bords de la Méditerranée compléteront une cure commencée sur un autre littoral. Les enfants lymphatiques, scrofuleux, les sujets atteints de bronchite chronique, de tubercules, pourront être dirigés, à leur grand profit, vers ces contrées où le ciel est plus clément (1). »

Le *climat de la mer du Nord* ne ressemble en rien au climat du Midi. Ce n'est plus cette région

(1) Docteur Jules Simon, loc. cit.

privilégiée dont H. Beyle a pu dire que la beauté seule du climat suffit au bonheur. La température ne présente pas cette chaleur douce et continue qui fait les charmes du séjour sur les bords de la Méditerranée. Sur nos plages règne souvent une brise assez forte qui, venant de la mer, renouvelle et vivifie sans cesse l'air de nos grèves ; dans les premières pages de ce travail nous avons insisté sur ses bienfaisants effets.

L'air véritablement marin de nos côtes a, dans la médication maritime, un rôle important, mais l'élément qui domine, c'est le bain, le bain hydrothérapique, qui, pour beaucoup d'auteurs, est l'agent principal de la médication.

Sans doute, le vent qui souffle fréquemment sur nos plages est un inconvénient de nos stations, la brièveté de la saison maritime en est un second non moins réel ; mais, je répète pour le Nord ce que je disais pour le Midi : il n'est pas de climat irréprochable. « Les climats comme les caractères, dit Fonssagrives, ont les défauts de leurs qualités, et les qualités de leurs défauts », et les qualités qui mériteront toujours aux plages du Nord la première place dans le traitement marin, et feront toujours supporter leurs défauts, c'est l'air vif qui vous pique, vous stimule, c'est la vague froide et constamment agitée qui vous fouette.

On s'endort sur les plages du Midi, on se sent vivre sur les côtes du Nord.

Aussi, ce sont les stations de la mer du Nord et de l'Océan qui réclament les enfants pour les tonifier et les refaire.

« Si un enfant est inerte, faible, s'il a besoin d'un coup de fouet, envoyez-le vers les plages du Nord, dit Jules Simon, ce sont des stations toniques par excellence. »

Le *climat de l'Océan* ou plutôt les plages de l'Océan présentent les propriétés hydrothérapiques de la mer du Nord ; « elles ont aussi le climat délicieux du Midi sans en emprunter la molle langueur ou la sécheresse dévorante ; leur caractère est la constance de l'air (1) ».

L'air y est toutefois moins vif « aussi ces plages sont beaucoup moins excitantes et par conséquent peuvent convenir aux sujets nerveux (2) ».

Le meilleur climat pour les enfants. — Chaque climat a ses propriétés spéciales, chaque mer appelle

(1) Van Merris, loc. cit.
(2) Simon, loc. cit.

à elle plus particulièrement telle catégorie de maladies. Mais quel est, d'une façon générale, le climat le plus favorable aux enfants malades?

Le lymphatisme est la manifestation morbide la plus commune dans le jeune âge; il est la maladie la plus répandue chez les enfants des grandes cités et le fléau des classes aisées de la société. Tous les médecins rencontrent dans leur clientèle des enfants pâles, à chairs molles et blafardes, sans entrain ni forces, sans appétit ni couleurs. Lorsque l'on passe la main sur le cou de ces enfants, on sent de petits ganglions qui roulent sous le doigt. Souvent les yeux sont rouges et les paupières enflammées, ou bien encore on aperçoit sur le nez, les lèvres ou les oreilles une éruption dont la nature ne laisse place à aucun doute.

C'est chose si fréquente que les parents se sont familiarisés avec le mal; ils l'attribuent à la dentition, à la croissance; certains trouvent encore d'autres explications dans le tempérament, tous prétendent en avoir raison avec un sirop dépuratif; aucun, pour ainsi dire, ne veut voir dans ces accidents des signes non douteux de lymphatisme.

Ces petits malades trouvent tous leur place à la mer. Ils ont plus besoin d'être fouettés que d'être réchauffés, il leur faut un froid qui les pique, qui les éveille, et non par une tiédeur qui les alanguit, les énerve, les endort. Il faut les adresser au rude climat du Nord, aux froides douches de l'Océan (Van Merris).

Michelet met bien en relief l'action « des eaux fortes et fortifiantes, ventées, agitées de la Manche. Nos ports de l'extrême Nord, poursuit-il, Dunkerque, Boulogne, Dieppe, à la rencontre des vents et des courants de la Manche, sont une fabrique d'hommes qui les fait et les refait. Ce grand souffle et cette grande mer, dans leur éternel combat, c'est à ressusciter les morts. On y voit réellement des renaissances inattendues. Qui n'a pas de lésions graves, est remis en un moment : toute la machine humaine joue, bon gré, mal gré, fortement ; elle digère, elle respire. La nature y est exigeante et sait bien la faire aller. Là est le défi de la mer à l'homme, la lutte où les forts deviennent très forts. »

Quissac qui exerçait dans le Midi, et mettait tant de réserves dans ses recommandations sur les bains de mer, déclare « que ce sont les enfants qui tolèrent le mieux et qui mettent le plus à profit les climats vifs du Nord, quelle que soit leur constitution ».

Cette opinion est complètement en harmonie avec les observations des médecins de notre région. Des confrères qui exercent sur les bords de la Méditerranée ont pu écrire, et même croire, que les climats vifs du Nord étaient nuisibles aux enfants délicats ou atteints de catarrhes bronchiques. L'expérience n'a pas confirmé leur manière de voir : les médecins du Nord qui ont traité des bains de mer sont unanimes à reconnaître que ces préventions ne sont pas fondées. Cazin, il y a déjà quelques années, constatait qu'à Berck tous les malades scrofuleux, qui, les hivers précédents, passaient des mois dans les hôpitaux de Paris avec des bronchites rebelles, non seulement n'avaient pas de rechute au bord de la mer, mais qu'ils s'étaient guéris de leur prédisposition au catarrhe des bronches, et ne s'enrhumaient plus (1).

Quoi qu'il en soit, le choix du climat marin est une question importante dont la solution devra toujours être laissée au médecin de la famille, quand il s'agira d'un *enfant malade*. C'est un point trop grave et assez délicat pour que les parents assument la responsabilité d'un tel choix.

(1) Cazin, *De l'influence des bains de mer sur la scrofule des enfants*; 1885.

« Le jour où l'hygiène sera assez avancée, dit le Dr Martins, pour indiquer à chacun le pays qu'il doit préférer, la puissance de la médecine sera pour ainsi dire doublée. »

Que les familles ne se laissent pas tromper par ce raisonnement souvent fâcheux. « Cet enfant avait telle maladie, il a guéri à telle plage. C'est donc à cette station balnéaire qu'il me faut conduire mon enfant ».

Il est des conditions de tempérament et de santé que vous ne pouvez sagement apprécier.

C'est à ce sujet que Voltaire écrivait à l'un de ses amis, appuyant ses conseils de deux vers de Corneille : « On ne veut pas voir que les maux qui nous affligent sont aussi différents que les traits de notre visage, et,

> Que souvent l'un se perd où l'autre s'est sauvé
> Et par où l'un périt, un autre est conservé. »

Changer de climat, c'est renaître à une nouvelle vie, suivant le mot de Michel Lévy (1). Mais l'enfant qui jouit de la santé n'a pas à chercher cette renaissance.

(1) Michel Lévy, *Traité d'hygiène publique et privée*, 6e édition, 1879. Paris, J.-B. Baillière.

Aussi, quand il s'agit d'*enfants bien portants*, a pratique la plus simple et, à notre avis, la plus sage est de faire autant que possible sa saison maritime à une des stations balnéaires de sa région.

Maquel disait :

« Il y a toujours un certain danger à changer de climat. »

La chaleur élevée et continue du Midi épuise souvent nos enfants du Nord quand ils sont transportés en été sur les plages de la Méditerranée, ou les met dans un état de surexcitation très pénible. Fonssagrives fait mention de ces fâcheux effets de la température méridionale. C'est un fait avéré que les malades qui passent l'hiver dans les environs de Nice, y perdent le bénéfice de leur saison, s'ils ne fuient pas cette région en été. D'autre part, la chaleur excessive a un certain retentissement sur l'appétit qu'il faut soutenir en faisant usage des amers, et engendre des troubles du côté des voies digestives.

Par contre, les enfants du Midi qui viennent dans le Nord, ne se préserveront contre les effets du changement de climat qu'en prenant des précautions toutes particulières contre le froid.

L'enfant bien portant doit donc faire sa saison autant que possible à la station balnéaire de la région qu'il habite.

Les conseils de la science sont rarement aussi faciles à suivre, et aussi peu coûteux à observer.

CHAPITRE VII

DU CHOIX DE LA PLAGE

Condition que doit présenter une plage destinée à l'enfance : *sûreté*. — Classification des plages de la Manche au point de vue de la sûreté. — La sûreté dépend de la nature du sol. — Nature et configuration des côtes de France.

Exposition au vent et au soleil.

L'étendue. — Avantages d'une vaste plage au point de vue de la pureté de l'air, de la facilité des jeux et des exercices. — Conclusion.

Le médecin a désigné le climat qui convient à l'enfant malade ; aux parents reste le choix de la plage, choix qui varie selon les goûts, la fortune, et les circonstances.

Les uns cherchent une plage déserte, loin du monde, où les enfants, affranchis des servitudes de la toilette, retrouvent une saine et entière liberté, et jouissent, à leur aise, de l'espace, de l'air et de la mer.

Les autres veulent rencontrer le plaisir et la santé réunis ; ils quittent le monde du travail, et recherchent, pour la saison, le monde où l'on s'amuse ;

ils viennent demander à une plage fréquentée et mondaine, pour eux-mêmes, trêve et distractions à la vie énervante et mouvementée des affaires, et, pour leurs enfants, un antidote à l'atmosphère viciée des centres populeux, un remède à l'anémie des villés et aux manifestations lymphatiques qui s'attachent si souvent aux constitutions faibles et délicates.

Il est d'autres considérations auxquelles les parents doivent s'arrêter dans le choix d'une station balnéaire, s'ils veulent que les enfants profitent le plus possible des éléments de vivification qu'ils trouvent au bord de l'Océan, en d'autres termes, il faut que la plage présente certaines conditions.

Ce sont elles que nous allons maintenant étudier.

La première condition que doit remplir une plage destinée à l'enfance, est la *sûreté*. Lorsque nous confions à la mer des êtres qui nous sont chers, nous ne devons en effet jamais oublier ce mot de Shakspeare : « Perfide comme l'onde. »

Pour des enfants dont l'étourderie et l'entrain déjouent toute prévoyance, les plages sablonneuses sont de beaucoup celles qui offrent le plus de sûreté.

Des rochers, où les flots brisent leur fureur et

jettent leur écume, offrent, il est vrai, un ravissant spectacle ; mais, les dangers que présente cette variété de grèves, sont plus grands que le plaisir et les avantages que le jeune âge peut y trouver. Sur les rochers, les chutes sont dangereuses, les jeux et les exercices ne sont guère faciles. D'autre part, la mer est presque toujours agitée et l'enfant ne peut pas plus jouer dans les flots, qu'il ne peut courir et s'amuser sur la côte.

Les plages à galets, dit Van Merris, rendent la marche difficile, pénible ; les inégalités du terrain, les aspérités des rocs, les pierres et les cailloux qui restent de leurs débris, ont bien d'autres inconvénients. Le séjour hors de l'eau est sans charmes, le bain lui-même est souvent périlleux. Ajoutez à cela l'inconvénient d'un talus tant soit peu abrupt, où la vague se brise avec plus de force et détermine du *ressac*, et où le bain devient réellement inabordable dès que la mer est un peu houleuse.

Van Merris écarte donc, d'une manière presque générale pour les enfants, les plages à galets, toujours désagréables, où l'enfant ne peut ni jouer, ni se baigner, sans s'exposer à des chutes, et, où enfin il ne se plaît pas.

Le *littoral de la Manche* a une étendue de près

de trois cents lieues : 1,100 kilomètres de nos côtes sont baignés par la Manche, et 80 seulement par la Mer du Nord qui, d'ailleurs, se confond en pratique avec la Manche.

Dans les plages nombreuses et variées qu'il présente, il faut distinguer les plages sablonneuses, les plages à galets et les plages mixtes.

1° *Plages sablonneuses.* — Lorsque l'on suit les rivages de la mer, de Dunkerque à l'embouchure de la Somme, on ne rencontre que des côtes sablonneuses.

C'est ainsi que les plages de Dunkerque, Gravelines, Calais, Boulogne, Wimille, Vimereux, Berck, Ambleteuse, sont exclusivement sablonneuses. Ces plages, dit Bertillon, sont magnifiques, formées d'un sable fin, doux et moelleux comme un tapis, sur lequel on se sent pris d'un irrésistible désir de marcher nu pieds.

Comme toutes les stations balnéaires, elles offrent quelques dangers pour les baigneurs. Ces vastes plaines de sable présentent une pente doucement inclinée, mais qui n'est pas régulière. Il existe toujours des ondulations de terrain qui constituent ce que l'on appelle les *bancs*. Les différences de niveau produites par ces ondulations, déterminent la formation de courants dangereux pour les baigneurs imprudents qui s'avancent au loin dans la mer, sans prendre l'avis des habitués de la plage, ni connaître les dangers que présentent certaines côtes à la marée montante.

Nous n'avons pas voulu taire les périls que présentent les plages sablonneuses ; dans une étude comparée des différentes sortes de plages, il nous faut exposer tous les avantages et tous les inconvénients. Cependant, nous devons faire remarquer que les dangers que nous avons signalés, n'existent pas pour le jeune âge.

Les enfants, en effet, ne se mouillent habituellement qu'à mi-corps; ils n'ont pas, dans l'eau du moins, l'audace des grandes personnes qui seules ont la témérité de s'avancer hardiment sans mesurer la distance qui les sépare du rivage.

D'ailleurs, les mesures de précautions qui sont en vigueur aujourd'hui sur les plages fréquentées, écartent désormais tout péril. Chaque station balnéaire a un ou plusieurs canots de sauvetage qui tiennent constamment la mer. Le rôle des marins qui les montent, n'est pas tant de se porter au secours des baigneurs en détresse, que d'indiquer la limite qu'il ne faut pas dépasser, et d'avertir tout nageur qui s'éloigne, du danger qui pourrait le menacer. Ces hommes remplissent une mission de sauvegarde que peu de personnes apprécient à sa juste valeur, et qui pourtant est bien autrement importante et pratique, que celle de sauveteur que chacun leur prête.

2° *Plages à galets.* — Tout le département de la Seine-Inférieure présente un littoral bordé de galets. Les galets n'apparaissent pas tout à coup sur nos côtes. « En approchant de Saint-Valery, on voyait autrefois surgir à la crête des dunes, les débris de chaumes d'un village enseveli. Aujourd'hui des galets ont remplacé le sable, et, cet ancien hameau, Cayeux, tend à devenir une ville de bains. C'est probablement lorsqu'il se crée de nouveaux courants sous-marins que les apports de la mer changent brusquement de nature. Ce phénomène est, du reste, assez fréquent. A Trouville, la municipalité a dû faire enlever plus d'une fois les pierres qui jonchaient la plage.

« A partir du Tréport, le sol devient différent : de hautes falaises, coupées à pic, baignent leur pied dans les flots de la mer qui viennent à chaque marée les battre et les ronger (1). »

(1) Armand Landrin, *les Plages de France.*

Ce sont ces galets qui, arrachés à la falaise, constituent la plupart des plages de la Seine-Inférieure. Ces grèves présentent pour les enfants de sérieux inconvénients que nous avons signalés. Pour les personnes qui ne savent pas nager, elles sont dangereuses, car sur une grève, à pente assez rapide, tapissée de galets que le flot déplace sans cesse, les baigneurs tiennent difficilement ; dès que la mer est forte, les bains deviennent impraticables.

3° *Plages mixtes.* — Les plages de Dieppe, le Tréport, Saint-Valery-en-Caux, ont un sol constitué par le galet et le sable. La pente rapide du galet se continue avec la pente douce et insensible du sable. Cette association, que certains trouvent heureuse, n'a, en réalité, que l'avantage souvent peu apprécié d'offrir au baigneur autant d'eau qu'il peut en désirer : elle a tous les inconvénients et les dangers de la grève à galets.

En résumé, le littoral de la Manche se présente sous les aspects les plus divers. Ce sont des falaises déchiquetées, des rochers, des sables qui s'y succèdent ; et sur ces côtes pittoresques, tourmentées de mille façons, les plages changent constamment de physionomie et de constitution.

Ce rapide tour du littoral de la Manche qui, dans ses variétés, est l'image du littoral de toute la France, nous évite un travail aussi long qu'ingrat: celui de faire de chaque côte un examen particulier. Il nous donne une opinion sur toutes les plages françaises, et sur le degré de sécurité qu'elles présentent, en nous apprenant, par une classification aussi simple que pratique, quels sont les avantages et les inconvénients attachés aux différentes sortes de grèves.

Il est une condition qu'il faut encore demander à une plage, et que les auteurs n'ont pas assez mise en lumière, c'est l'*exposition au soleil et au vent*. Comme l'observe Van Merris, le vent et le soleil doivent avoir leur part d'action dans le traitement marin.

Ce sont des conditions que l'on ne trouve pas toujours remplies sur les côtes formées de montagnes qui peuvent vous soustraire plus ou moins complètement à la chaleur du soleil et à la brise de l'air ; et cependant, le vent contribue au traitement en purifiant et renouvelant sans cesse l'atmosphère de nos stations maritimes, et le climat du Midi, qui agit surtout par les bains d'air et de soleil, nous montre la puissante influence de la chaleur sur les organismes délicats.

Une plage doit également être *étendue*.

Une des premières qualités de l'atmosphère marine, c'est la pureté de l'air qu'on y respire. Que devient cette pureté, lorsque des milliers de personnes se trouvent réunies ou plutôt massées sur une grève étroite. Cet encombrement sur les petites plages diminue les propriétés vivifiantes de l'air de la mer.

Max Simon disait : « L'air est le pain de la respiration ; ce pain-là se respire au lieu de se manger, voilà toute la différence ».

Cette comparaison frappante nous montre l'importance de la pureté de l'air, et le premier avantage d'une vaste plage.

Il n'est pas le seul : une plage étendue présente encore l'avantage de permettre les grandes promenades au bord de la mer. Ces promenades sont autrement bienfaisantes que les excursions faites dans les dunes, où l'air n'est plus aussi imprégné des exhalaisons de la mer, et a déjà perdu de sa vivacité et de sa force.

Une plage large et ouverte est un terrain qui se prête merveilleusement à l'organisation des jeux et des exercices les plus variés. Les exercices et les jeux en plein air, ont, dans la médication marine, une influence qu'il faut se garder d'amoindrir. « Celui qui croit se procurer de la santé en vivant dans l'inaction, est aussi peu sensé, dit Plutarque, que celui qui se condamnerait au silence pour perfectionner sa voix. »

Plus l'enfant s'exerce, plus il se développe ; et, si l'exercice est une condition de santé pour l'homme fait, il est une condition de santé et de développement pour les organismes encore jeunes. Les organes de l'homme ont sur les instruments cette supériorité que loin de s'user par le travail, ils se perfectionnent et se fortifient. Plus l'enfant s'exerce, plus il s'aguerrit contre les maladies en diminuant sa sensibilité au froid, par une active circulation du sang, une réaction facile.

« Les jeux des enfants, dit Fonssagrives, constituent une partie importante de l'éducation et non seulement de l'éducation physique, mais aussi de l'éducation morale et intellectuelle. Aliment de la gaîté, les jeux bien dirigés entretiennent la santé, développent les muscles d'une manière harmonique, leur donnent de l'agilité et de l'adresse, aiguisent les sens, exercent les facultés et assouplissent le caractère. Le jeu est donc un maître excellent dont l'autorité ne se conteste jamais, et dont les ordres sont suivis avec entrain. Le maître d'école, chez les Romains, s'appelait *magister ludorum.* Quel programme de l'éducation par l'attrait dans ces deux mots! L'hygiène a donc le droit de s'occuper des jeux des enfants. » Partout elle doit veiller à ce que le jeune âge vive dans des conditions de milieu en harmonie avec les besoins de son activité fiévreuse, avec les impétuosités de son tempérament, et elle doit le faire d'une façon plus rigoureuse sur les bords de la mer où l'enfant vient chercher la santé.

Sur une plage bien développée, il trouve un champ libre, favorable à tous les exercices, ne limitant jamais sa course ; les jeux gagnent en agréments, l'air en pureté. C'est en constatant l'heureux effet des jeux sur la plage que l'on peut répéter avec Gœthe : « Un remède éprouvé pour fortifier et embellir les enfants, c'est le jeu en plein air ».

Dans le choix d'une station maritime pour leurs enfants, les parents ne se guideront pas seulement sur la nature du sol de la plage. Ils tiendront compte également de l'étendue de la grève, c'est pour le jeune âge plus qu'une question de plaisir, c'est une affaire de santé pour le présent et pour l'avenir.

Le philosophe Bacon disait avec raison :

« L'exercice de l'enfance est la meilleure provision de santé pour l'âge adulte. »

CHAPITRE VIII

HYGIÈNE DU BAIN DE MER

La première impression en voyant la mer.
Heure du bain. — Durée du bain. — Costume du baigneur. — Entrée dans l'eau. — Exercice dans le bain. — Sortie du bain.
Accidents aux bains de mer. — Crampes, douleurs de tête. — Réaction insuffisante. — Urticaire, ses causes, son traitement. — Causes de la plupart des accidents aux bains de mer. — Conclusions.

La première impression que l'on éprouve en voyant la mer, est la crainte. C'est « le pays de la peur », et il faut quelque temps pour que le regard s'habitue à ce spectacle grandiose, mais redoutable par son immensité.

Ce sentiment d'instinctive frayeur, naturel à l'homme, est plus vif encore dans le jeune âge; aussi, pour préparer les enfants aux bains, les parents doivent, dès le premier jour, s'attacher à l'effacer et à le détruire. La tâche sera facile. Il suffira de leur montrer la mer sous son aspect le plus riant, de les conduire auprès des enfants de leur âge, qui, familiarisés avec la vague, vont au-devant d'elle, ou, lui élèvent effrontément des barrières, ou bien encore, prennent leurs joyeux ébats et se laissent gaiement tantôt soulever, tantôt fouetter par la lame.

A cet âge, plus qu'à tout autre, si les paroles frappent, les exemples entraînent et décident.

C'est l'introduction la plus simple aux bains de mer. Si l'enfant est ennemi de l'eau, vos efforts seront aussi impuissants que pénibles, et, pendant quelques jours, il faudra recourir aux bains de mer chauds pour l'initier aux bains ordinaires.

Quoi qu'il en soit, ce stage sera de courte durée, et, le moment de prendre le bain à la lame sera bientôt venu.

L'hygiène doit en régler tous les détails.

L'heure du bain est le premier point qui doit nous arrêter.

Ne vous mettez à l'eau que trois heures après le repas; cette prescription essentielle remplie, vous pouvez vous baigner entre dix heures du matin et cinq heures du soir. Réglez votre choix sur l'heure de la marée, et conduisez vos enfants quand la mer est haute. Cette pratique offre plusieurs avantages. L'eau est plus chaude, car elle vient s'étendre sur une plage ensoleillée, ou du moins, sur un sable qui cède toujours de son calorique à la mer; tandis qu'à marée basse, l'eau est sur un fond que le soleil ne réchauffe jamais. Elle est plus propre, et ne présente pas ces détritus, ces matières de toutes sortes, cette écume sale et jaunâtre, qu'on rencontre à la marée basse. C'est aussi le moment où il y a le plus de lames, condition aussi favorable à la bonté qu'à l'agrément du bain. Enfin, la mer n'est pas aussi loin, et, ce qui est important, que l'enfant entre dans l'eau ou qu'il en sorte, il est à proximité de sa cabine et ne doit pas, pour la rejoindre, parcourir une distance trop grande. Comme le fait observer Brochard, il y a là, pour les enfants, avant et après le bain, une cause de refroidissement toujours nuisible qui suffit seule pour proscrire entièrement l'usage des bains de mer à la marée basse. Le moment de la pleine mer offre tous les avantages de la marée haute.

L'après-midi, lorsque l'heure de la marée le permet, c'est-à-dire lorsque la mer est haute, c'est le moment de la journée le plus favorable pour prendre un bain. Le bain de l'après-midi est, d'une façon générale, plus agréable que celui du matin; la raison en est, tout entière, dans la chaleur atmosphérique.

Ce que chacun appréhende dans le bain, c'est la sensation de froid qu'on éprouve à son entrée dans l'eau. Cette sensation dépend uniquement, je le répète, de la chaleur de l'air et du soleil, autrement forte l'après-midi que le matin, et non de la température de l'eau qui varie peu. La mer est d'autant plus agréable, elle plaît d'autant plus à l'enfant, qu'il sent moins ce froid qui vous saisit au commencement et à la fin du bain.

Les parents doivent choisir ce moment particulièrement favorable de la journée pour donner à l'enfant ses premiers bains.

Durée du bain. « Three deeps and out. » Trois plongeons et dehors : telle est la formule, saisissante de brièveté, des médecins anglais pour exprimer la durée que doit avoir le bain de mer. Autant elle est en désaccord avec la pratique généralement observée, autant elle est en harmonie avec l'opinion de tous ceux qui se sont occupés de la médication maritime.

Jules Simon, qui est un maître en la question, dit en parlant du bain de mer chez les enfants : « Le premier ne dépassera pas une minute et les suivants cinq minutes. J'ai même l'habitude, ajoute-t-il, de donner les deux ou trois premiers bains à un jour d'intervalle. »

Le Dr Dutroulau, de Dieppe, partage tout à fait cet avis. « Le bain de mer doit toujours être très court, de quelques immersions à peine, au début; de deux ou trois minutes les cinq jours qui suivent, puis de cinq minutes en moyenne, de dix minutes au maximum, quand la tolérance est bien établie. »

Les lignes suivantes, de Durand-Fardel, résument parfaitement la question : « Les bains les plus courts sont les plus efficaces, et, ce que l'on recherche le plus, c'est la réaction ».

D'ailleurs, l'expérience personnelle des baigneurs atteste le bien fondé de cette pratique. Maintes fois nous avons attiré, sur ce point, l'attention de personnes particulièrement sensibles aux bains de mer. Sur notre recommandation, elles en ont abrégé la durée, et l'épreuve faite, ont reconnu la vérité de cette observation. Les bains les plus courts étaient précisément ceux dont elles avaient retiré le plus grand bien ; et, les jours où, à la sortie de l'eau la réaction avait été plus difficile, et, où elles avaient éprouvé quelque malaise, étaient ceux où elles avaient prolongé la durée du bain.

Ce point est donc acquis : l'enfant qui vient demander à la mer son action fortifiante et tonique ne doit faire, pour ainsi dire, qu'entrer et sortir, « quelques immersions au début, deux ou trois minutes au bout d'une semaine »; faire davantage est inutile et souvent même nuisible, car, ainsi que l'observe le Dr Buttura, un bain prolongé fatigue au lieu de tonifier.

Sur ce point, il ne faut pas transiger avec les enfants qui viennent à la plage en vue de rétablir leur santé.

Nous ne serions pas écouté si nous donnions le même conseil pour les sujets jeunes et bien portants, qui ne viennent sur le littoral que pour y passer une saison agréable. Il reste néanmoins le meilleur. Si les parents ne le suivent pas, et, en présence du plaisir et du bien-être que l'enfant éprouve dans l'eau, prolongent le bain de quelques minutes, qu'ils aient au moins toujours l'attention de faire rentrer les jeunes baigneurs dans leur cabine, avant qu'ils ne ressentent à nouveau une sensation de froid, analogue à celle que chacun éprouve en entrant dans le bain. C'est le second frisson, celui qu'on ne doit jamais avoir : il indique la trop longue durée du bain, et, quand le baigneur le sent, il peut se dire qu'il a perdu le bénéfice d'une réaction suffisante, par conséquent les avantages du bain.

Costume du bain. — Le costume du bain ne nous arrêtera pas longtemps. Je ne dirai pas avec Dutroulau : « Le costume de bain doit être aussi réduit que possible ; il faudrait pouvoir s'en passer (1) ».

C'est une opinion qu'un médecin de marine peut émettre; un médecin de ville ne saurait la partager. Le costume ordinaire est accepté de tout le monde, et, il n'y a qu'à l'approuver.

La coiffure la meilleure consiste à ne pas en avoir. La pratique de se plonger de temps en temps la tête sous l'eau y supplée avec avantage. Toutefois, il faut aux jeunes filles une coiffure pour tenir les cheveux. Depuis quelques années elles portent le plus habituellement une coiffe cirée ou en caoutchouc.

Il est préférable que la tête reste découverte avec un simple filet qui retienne les cheveux.

Beaucoup d'enfants, et bon nombre de personnes sont enfants sous ce rapport, éprouvent une invincible répugnance à mettre la tête sous l'eau, et rien

(1) *Gaz. hebd. de méd. et de chir.*, 1862.

ne peut les décider à le faire. Il faut alors, par les grands jours de chaleur, avoir la précaution de se mouiller souvent le visage, et même de porter un chapeau à larges bords.

Le moment est arrivé de prendre le bain :

Entrée dans l'eau. — « Pour aborder la mer, on ne doit pas avoir froid, on doit même s'animer un peu par la marche, sans aller jusqu'à la transpiration. La réaction se fera d'autant plus facilement qu'on aura puisé plus de force de résistance au froid (1). »

L'habitude de rester sans être couvert dans la cabine, en attendant quelqu'un des siens, est fâcheuse, surtout pour les enfants ; dans ces conditions le corps se refroidit vite, et par suite quand on entre dans l'eau, la réaction se fait moins facilement.

Déshabillez-vous rapidement, et, allez en courant au-devant des flots. Sans hésiter, mouillez-vous complètement et au plus vite. Que l'enfant le fasse en plongeant, en se couchant ou en s'accroupissant dans l'eau, peu importe, l'essentiel c'est que tout le corps soit mouillé sans retard.

(1) Dutroulau, loc. cit.

L'entrée dans le bain est toujours une impression pénible. Il vous prend une sensation de froid, de crispation générale si intense, que le souvenir seul suffit à vous la faire quelque peu ressentir. C'est un moment bien court, il dure habituellement moins d'une minute. En vous plongeant complètement dans l'eau, vous l'abrègerez d'une façon notable.

Exercice dans le bain. — L'exercice dans le bain l'abrègera encore. Dès que vous êtes bien mouillé et que vous avez fait quelques mouvements, la chaleur revient; vous éprouvez alors une sensation de mieux-être et de force qui témoigne hautement des effets stimulants du bain de mer.

Les mouvements entretiennent et développent cette bienfaisante réaction. Que les enfants jouent, dansent en faisant la ronde, qu'ils se donnent franchement de l'exercice. Faites-leur goûter ce plaisir nouveau et très apprécié du jeune âge, qui consiste à affronter tous ensemble la lame. La vague est, pour ces jeunes sujets, une véritable douche: grâce à elle, les enfants font, suivant l'heureuse expression de Fonssagrives, de l'hydrothérapie sans le savoir, comme M. Jourdain faisait de la prose.

Qu'au milieu de leurs ébats ils se mouillent plusieurs fois la tête, ou, au moins la figure (l'audace d'un bon nombre ne va pas plus loin), c'est le meilleur moyen d'éviter les fâcheux effets du soleil.

Sortie du bain. — Mettez à sortir la même promptitude qu'à entrer. Essuyez-vous vite, incomplètement, cela ne sera que mieux; le peu d'eau que vous laisserez sur la peau prolongera l'action tonique du bain.

Que les enfants se pressent en s'habillant, et, se hâtent de laisser leur cabine pour faciliter encore la réaction en se donnant de l'exercice.

Au fort de la saison, ils sont parfois obligés d'attendre quelque temps, soit, en raison de l'encombrement ou de l'insuffisance du service des cabines, soit parce qu'ils sont plusieurs ensemble, et que les uns attendent les autres. Souvent, en effet, dans nos belles familles de Flandre, la mère conduit aux bains toute une petite bande d'enfants, et, le premier habillé doit attendre le dernier. On comprend que cette attente peut se prolonger. Que faire alors pour remplacer la promenade recommandée aussitôt la toilette terminée?

Exercice après le bain. — L'enfant doit, après le bain, se livrer à un exercice quelconque, en vue de favoriser la réaction. La mère la facilite déjà par des frictions énergiques; cela ne suffit pas. Quand le petit baigneur doit attendre, il ne faut pas qu'il reste immobile; qu'il fasse, je dirai plutôt, qu'on lui laisse faire, de la *gymnastique sur place* : c'est un moyen que les enfants emploient toujours avec plaisir. Il consiste tout simplement à faire de l'exercice dans sa cabine, à exécuter par exemple, une série de mouvements alternatifs de flexion et d'extension des bras et des jambes, qui mettent en jeu tous les muscles et favorisent puissamment la réaction.

La gymnastique suédoise ferait également la réaction et leur bonheur. Elle se compose d'exercices à deux, où chacun fait les mêmes mouvements, mais contrarie ceux de l'autre ; deux enfants, par exemple, portent les mains en avant, les appliquent paumes contre paumes, déploient chacun toutes leurs forces pour faire plier leur adversaire, et, ne cessent que lorsqu'un des champions a cédé. Mais, c'est un moyen encore plus tapageur que la gymnastique sur place, et, il obtient difficilement bon accueil auprès des parents. Si ces moyens pratiques, et, bien en rapport avec l'âge et le tempérament des sujets, paraissent trop bruyants, il en est un autre, moins naturel, mais qui, habituellement, trouve auprès de l'enfant la même faveur : c'est de lui donner un verre à liqueur d'un vin généreux tel que le madère, le malaga, le samos ou le xérès.

Accidents des bains de mer. — Les accidents aux bains de mer n'offrent presque jamais une gravité qui soit de nature à inspirer des inquiétudes; ils sont même généralement assez légers pour rester dans le ressort de la médecine domestique.

Ces accidents présentent une grande variété.

Il est des personnes qui sont prises de *crampes* pendant le bain ou à la sortie de l'eau. Le meilleur et le plus simple remède dans ce cas, est l'emploi des frictions sèches.

D'autres éprouvent de la *lourdeur de tête*. Cette douleur se calme le plus souvent au grand air, et ne reparaît plus après quelques bains. Quand elle persiste, un bain de pieds chaud en a habituellement raison. Elle survient le plus souvent lorsque le bain est trop prolongé.

L'insuffisance de la réaction se produit dans les mêmes conditions. A sa sortie de l'eau, ou, quelques instants après, l'enfant éprouve des frissons, tremble des membres, claque des dents. En présence de ces signes, il faut, pour faciliter la réaction, employer les moyens que je viens d'indiquer. Si ces accidents allaient jusqu'à la défaillance, placez le jeune malade dans la position horizontale, et, faites-lui des frictions énergiques pour activer la circulation. Cet épisode, plus effrayant que grave, est heureusement rare ; quand il survient, c'est, je le répète, presque toujours après un bain prolongé.

J'arrive à un accident qui, suivant la saison et les jours, se produit plus ou moins fréquemment sur nos plages : c'est l'*urticaire*.

L'urticaire est une éruption dont les taches, semblables à des piqûres d'ortie, donnent des démangeaisons très vives. La fréquence de l'urticaire est en rapport avec certaines conditions atmosphériques ; d'autre part, cette éruption rencontre, chez bon nombre de personnes, un terrain éminemment favorable à son développement. C'est ainsi que cet accident est surtout commun les jours d'orage ; il est généralement attribué à la piqûre de ces animaux appelés gales ou méduses qui se présentent sur la plage sous l'aspect d'une masse gélatineuse. Ces jours-là, il n'est pas rare que presque tous les baigneurs aient quelque peu l'urticaire. Sa fréquence exceptionnelle s'explique par la surexcitation des méduses sous l'influence de l'état atmosphérique.

Toutefois la méduse n'est pas seule en cause.

Il n'est pas douteux, en effet, que la prédisposition individuelle joue également un rôle important : les sujets qui ont la peau fine et irritable, contractent l'urticaire beaucoup plus facilement que les autres. Les piqûres de méduses, comme celles des insectes qu'ils rencontrent ailleurs que sur la plage, sont, pour eux, une véritable souffrance ; la douleur est parfois si forte qu'ils doivent demander les soins de la cabine de secours.

Si l'éruption est intense et particulièrement douloureuse, ou, si elle persiste, il ne faut pas hésiter à la traiter. Contre cet accident, employez « les lotions vinaigrées sur le corps ; s'il y a des étouffements, quelques gouttes d'éther sur un morceau de sucre ou dans l'eau. Un purgatif et trois jours d'abstention de bain achèveront la guérison (1). »

(1) Dr Debacker, *Conseils pratiques pour les bains de mer*, 1882.

Ces conseils d'un savant confrère résument toute la thérapeutique de l'urticaire.

Habituellement ce traitement peut être plus simple. L'urticaire, en effet, cesse le plus souvent de lui-même en moins de 24 heures. C'est ce qui explique le succès des recettes domestiques comme de tous les médicaments.

L'hygiène vous demande simplement de renoncer aux bains pendant deux ou trois jours, et de supprimer, pendant ce laps de temps, de votre nourriture tout aliment ou liquide de nature excitante ; elle vous conseille de prendre des boissons froides et rafraîchissantes.

Sous le titre d'accidents aux bains de mer, il serait facile, à l'exemple de certains auteurs, de citer encore un grand nombre d'accidents, mais, hâtons-nous de le dire, ils sont dus, non pas aux bains de mer, mais aux imprudences commises, et à l'oubli de toutes les règles de l'hygiène du bain.

Ces accidents se produisent presque toujours au début même du traitement ; quand on inaugure les bains sans s'y préparer par un petit acclimatement, et surtout sans recourir aux précautions d'usage, alors que ni l'air, ni l'eau n'ont encore acquis la température suffisante. Chez l'enfant ils sont dus « tantôt au refroidissement du tronc, non pas par l'eau, mais par l'air, quand il se tient debout et presque immobile sans prendre un exercice suffisant et ne mouillant guère que la partie inférieure du tronc ; tantôt enfin, au défaut de réaction, soit que le baigneur prolonge trop son bain, soit qu'aussitôt après, il ne s'occupe pas assez de continuer la réaction commencée dans l'eau. Il est à remarquer, en effet, que malgré tous les conseils qu'on leur donne à cet égard, presque tous les baigneurs négligent l'exercice au sortir de l'eau. Le bain les a un peu fatigués et fort agréablement rafraîchis ; ils ne voudraient ni se fatiguer davantage, ni s'exposer à se réchauffer de nouveau (Van Merris).

L'enfant, lui, reste souvent immobile, non pas qu'il veuille se reposer, mais, parce qu'il attend sa famille dans la cabine ; et, faute d'une réaction suffisante, manque d'exercice, il ne tire de son bain aucun profit.

En résumé, quand on s'écarte des limites que trace l'hygiène, l'on perd souvent le bénéfice du traitement balnéaire, et l'on s'expose aux accidents, parfois graves, qui peuvent survenir aux bains de mer.

C'est le cas de rappeler le mot si profond et si juste de Montaigne :

« Le mal nous pince d'un côté, la règle de l'autre. »

Diderot disait : Les sentences sont comme des clous aigus qui enfoncent la vérité dans notre souvenir. — Aussi, pour établir l'utilité de l'hygiène du bain de mer, je ne crois pas pouvoir mieux faire en terminant que de répéter ici la sentence que Buchan nous a laissée comme conclusion de ses *Observations sur les bains de mer :*

« Tous les moyens qui peuvent faire beaucoup de bien, peuvent aussi faire beaucoup de mal. »

FIN

TABLE DES MATIÈRES

Tours, imprimerie E. Arrault et Cie.

NOUVELLE
MÉDECINE DES FAMILLES
A LA VILLE ET A LA CAMPAGNE

A L'USAGE DES FAMILLES, DES MAISONS D'ÉDUCATION
DES ÉCOLES COMMUNALES, DES CURÉS
DES SŒURS HOSPITALIÈRES, DES DAMES DE CHARITÉ ET DE TOUTES
LES PERSONNES BIENFAISANTES
QUI SE DÉVOUENT AU SOULAGEMENT DES MALADES

PAR

LE Dr A.-C. DE SAINT-VINCENT

SEPTIÈME ÉDITION

1 vol. in-18 jésus, avec 134 figures. Cartonné............ 4 fr. »

OUVRAGE APPROUVÉ

Par NN. SS. les archevêques et évêques d'Albi, de Bourges, de Toulouse et d'Arras.

Ce livre est le résultat d'une pratique de quinze ans à la campagne et à la ville. En le rédigeant, l'auteur n'a eu qu'un but, ç'a été de mettre entre les mains des personnes bienfaisantes qui se dévouent au soulagement de nos misères physiques, qui vivent souvent loin d'un médecin ou d'un pharmacien, et qui sont appelées non pas seulement à donner des consolations, mais encore des conseils, un ouvrage tout à fait élémentaire et pratique, un guide sûr pour les soins que l'on doit donner aux malades et aux convalescents.

Dans cet ouvrage, on ne trouvera ni théories médicales, ni remèdes secrets, ni adoption exclusive de tel ou tel médicament; mais on apprendra la manière de récolter et de conserver les plantes médicinales, de préparer certains médicaments faciles et agréables, tels que tisanes, sirops, sucs, baumes, liniments, cataplasmes, etc., toutes choses que chacun devrait savoir et qu'on ignore trop souvent. Cette première partie a pour titre : *Remèdes sous la main.*

A la ville comme à la campagne, on n'a pas toujours le médecin près de soi. ou au moins aussitôt qu'on le désirerait; souvent même on néglige de recourir à ses soins pour une simple indisposition, dans les premiers jours d'une maladie. Pour obvier à ces inconvénients, l'auteur a donné la description des maladies communes; il en a fait connaître les symptômes et les a fait suivre du traitement approprié, éloignant avec soin les formules compliquées dont les médecins seuls connaissent l'application. Il a gardé le silence sur les médicaments que prône le commérage ou le charlatanisme et auxquels l'expérience n'a reconnu aucune propriété. Le traitement des empoisonnements et des asphyxies termine cette deuxième partie, qui a pour titre: *En attendant le médecin*.

En présence d'un accident, on est troublé, effrayé, on ne sait que faire, et souvent l'empressement et l'émotion suggèrent des soins inutiles ou nuisibles aux malades. L'auteur a cherché à donner les conseils les plus salutaires, et il a traité avec détails tout ce qui a rapport à ce qu'on appelle la petite chirurgie, c'est-à-dire aux pansements des vésicatoires, des cautères, des plaies, aux applications des bandages, des sangsues, etc. Cette troisième partie est faite pour les soins à donner *en attendant le chirurgien*.

Mais cela ne suffit pas. Les soins les plus éclairés, les plus dévoués doivent être prodigués aux malades. Il leur faut non seulement les soins du corps, mais encore ceux du cœur et ceux de l'âme. La quatrième partie renferme *les préceptes généraux sur l'art de soigner les malades et les convalescents*, c'est-à-dire sur l'hygiène qu'ils réclament, sur les soins extérieurs qu'ils exigent, sur leur régime pendant la maladie et pendant la convalescence.

A côté des soins matériels se placent les soins moraux et religieux. Les malades ont besoin d'affection, de sympathie, de ces mille petits soins qui soulagent le cœur, soutiennent le moral et qui sont le plus puissant auxiliaire de la médecine proprement dite. La confiance en un médecin éclairé, le dévouement intelligent de l'entourage, entrent pour une bonne part dans la guérison d'une maladie et il n'est pas de détail, si petit qu'il soit, qui n'ait une grande importance.

Que le lecteur n'imagine pas qu'une fois en possession de ce Manuel il pourra se dispenser de l'aide du médecin et du pharmacien. On n'est pas plus médecin avec un livre de médecine qu'on n'est littérateur avec le Dictionnaire de l'Académie, homme de loi avec un Code, ni cultivateur avec un traité d'agriculture. Ce qu'il faut avant tout pour bien soigner les malades, c'est un jugement sain, c'est l'expérience qu'on appelle la pratique, le tact médical, et qui constitue le vrai médecin. Ce livre ne cherche pas à remplacer le médecin, mais lui fournit des aides intelligents.

L'auteur, se plaçant à la portée de tous, s'est servi du langage usuel pour être toujours compris; et pour mieux fixer ses conseils dans l'esprit des lecteurs, il a illustré cet ouvrage de cent trente-quatre figures.

OUVRAGES DU PROFESSEUR HÉRAUD

4 beaux volumes in-16, richement illustrés

Cartonnés............... 20 fr.

Les Secrets de la Science et de l'Industrie. Recettes, formules et procédés d'une utilité générale et d'une application journalière. 1 vol. in-16, avec 163 figures, cartonné.................. 4 fr.

L'ÉLECTRICITÉ, LES MACHINES, LES MÉTAUX, LE BOIS, LES TISSUS, LA TEINTURE, LES PRODUITS CHIMIQUES, L'ORFÈVRERIE, LA CÉRAMIQUE, LA VERRERIE, LES ARTS DÉCORATIFS, LES ARTS GRAPHIQUES.

Les Secrets de l'Économie domestique, à la ville et à la campagne. Recettes, formules et procédés d'une utilité générale et d'une application journalière. 1 vol. in-16, avec 200 figures, cartonné.... 4 fr.

L'HABITATION, LE CHAUFFAGE, LES MEUBLES, LE LINGE, LES VÊTEMENTS, LA TOILETTE, L'ENTRETIEN, LE NETTOYAGE ET LA RÉPARATION DES OBJETS DOMESTIQUES, LES CHEVAUX ET LES VOITURES, LES ANIMAUX ET LES PLANTES D'APPARTEMENTS, LE JARDIN, LA DESTRUCTION DES ANIMAUX NUISIBLES.

Nouveau dictionnaire des plantes médicinales. *Deuxième édition, revue et augmentée.* 1 vol. in-18 jésus de 621 pages, avec 273 figures, cartonné.................. .... 6 fr.

DESCRIPTION, HABITAT ET CULTURE, RÉCOLTE, CONSERVATION, PARTIES USITÉES, COMPOSITION CHIMIQUE, FORMES PHARMACEUTIQUES ET DOSES, ACTION PHYSIOLOGIQUE, USAGES DANS LE TRAITEMENT DES MALADIES, ÉTUDE GÉNÉRALE SUR LES PLANTES MÉDICINALES AU POINT DE VUE BOTANIQUE, PHARMACEUTIQUE ET MÉDICAL, CLEF DICHOTOMIQUE ET TABLEAU DES PROPRIÉTÉS MÉDICALES.

Jeux et récréations scientifiques. Applications faciles des mathématiques, de la physique, de la chimie et de l'histoire naturelle. 1 vol. in-18 jésus de 636 pages avec 297 figures, cartonné......... 6 fr.

LES INFINIMENT PETITS, LE MICROSCOPE, RÉCRÉATIONS BOTANIQUES, ILLUSIONS DES SENS, LES TROIS ÉTATS DE LA MATIÈRE, LES PROPRIÉTÉS DES CORPS, LES FORCES ET LES ACTIONS MOLÉCULAIRES, ÉQUILIBRE ET MOUVEMENTS DES FLUIDES, LA CHALEUR, LE SON, LA LUMIÈRE, L'ÉLECTRICITÉ STATIQUE, LE MAGNÉTISME, L'ÉLECTRICITÉ DYNAMIQUE, RÉCRÉATIONS CHIMIQUES, LES GAZ, LES COMBUSTIONS, LES CORPS EXPLOSIFS, LA CRISTALLISATION, LES PRÉCIPITÉS, LES LIQUIDES COLORÉS, LES DÉCOLORATIONS, LES ÉCRITURES SECRÈTES, RÉCRÉATIONS MATHÉMATIQUES, PROPRIÉTÉS DES NOMBRES, LE JEU DU TAQUIN, RÉCRÉATIONS ASTRONOMIQUES ET GÉOMÉTRIQUES, JEUX MATHÉMATIQUES ET JEUX DE HASARD.

ENVOI FRANCO CONTRE UN MANDAT POSTAL.

TRAITÉ DE ZOOLOGIE AGRICOLE

COMPRENANT DES ÉLÉMENTS

de Pisciculture, d'Apiculture, de Sériculture, d'Ostréiculture, etc.

Par P. BROCCHI

Maître de conférences à l'Institut national agronomique

1 vol. in-8 de 984 p, avec 600 p. Cart., tr. rouges. 18 fr.

Une grande place dans ce livre est consacrée, aux ennemis de l'agriculture et en particulier aux insectes nuisibles à la vigne : il nous suffira de rappeler l'eumolpe, l'altise, le calocoris, le phylloxera, la pyrale, la teigne, etc. L'auteur a étudié leurs caractères, leurs mœurs, les dégâts qu'ils occasionnent et surtout les moyens de les détruire; en particulier pour le phylloxera, il donne la description détaillée de ses diverses formes, l'histoire de l'invasion et de la marche du fléau, avec cartes de foyers, les divers procédés employés pour le combattre : insecticides, submersion, sables, destruction de l'œuf d'hiver; enfin il traite la question si intéressante des vignes américaines.

DICTIONNAIRE

DE MÉDECINE, DE CHIRURGIE ET D'HYGIÈNE VÉTÉRINAIRES

Par L.-H.-J. HURTREL D'ARBOVAL

ÉDITION ENTIÈREMENT REFONDUE

ET AUGMENTÉE DE L'EXPOSÉ DES FAITS NOUVEAUX OBSERVÉS

PAR LES PLUS CÉLÈBRES PRATICIENS FRANÇAIS ET ÉTRANGERS

Par A. ZUNDEL

Vétérinaire supérieur d'Alsace-Lorraine
Correspondant de la Société de médecine vétérinaire de Paris, etc.

3 forts vol. gr. in-8 à 2 colonnes, ensemble 3,000 pages avec 1,600 figures........... 60 fr.

Ouvrage adopté par le Ministère de la Guerre

AIDE-MÉMOIRE DU VÉTÉRINAIRE

MÉDECINE, CHIRURGIE, OBSTÉTRIQUE, FORMULES

POLICE SANITAIRE ET JURISPRUDENCE COMMERCIALE

Par Jules SIGNOL

1 vol. in-18 jésus de VIII-544 pages avec 395 fig.
Cartonné en toile, avec tranches rouges............ 6 fr.

LES MERVEILLES DE LA NATURE

L'HOMME ET LES ANIMAUX

Par A.-E. BREHM

OUVRAGE COMPLET

9 volumes grand in-8 de chacun 800 pages, avec environ **6,000** *figures intercalées dans le texte et 176 planches tirées hors texte sur papier teinté*.................. **99** fr.

Chaque volume se vend séparément

Broché.. 11 fr.
Relié en demi-chagrin, plats toile, tranches dorées............. 16 fr.

LES RACES HUMAINES ET LES MAMMIFÈRES

Édition française par Z. GERBE

2 vol. gr. in-8, avec 770 figures et 40 planches................. 22 fr.

LES OISEAUX

Édition française par Z. GERBE

2 vol. gr. in-8, avec 500 figures et 40 planches................. 22 fr.

LES REPTILES ET LES BATRACIENS

Édition française par E. SAUVAGE

1 vol. gr. in-8, avec 600 figures et 20 planches................. 11 fr.

LES POISSONS ET LES CRUSTACÉS

Édition française, par E. SAUVAGE et J. KUNCKEL D'HERCULAIS

1 vol. gr. in-8 de 750 p. avec 524 figures et 20 planches......... 11 fr.

LES INSECTES

LES MYRIAPODES, LES ARACHNIDES

Édition française par J. KUNCKEL D'HERCULAIS

2 vol. gr. in-8, avec 2,060 figures et 36 planches...... 22 fr.

LES VERS, LES MOLLUSQUES

LES ÉCHINODERMES, LES ZOOPHYTES, LES PROTOZOAIRES

ET LES ANIMAUX DES GRANDES PROFONDEURS

Édition française par A.-T. de ROCHEBRUNE

1 vol. gr. in-8 avec 1,200 figures et 20 planches.... 11 fr.

ENVOI FRANCO CONTRE UN MANDAT POSTAL

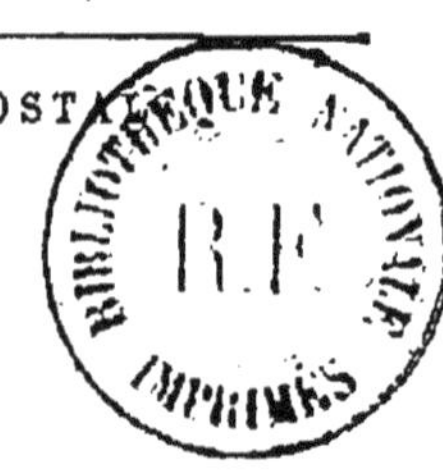

www.ingramcontent.com/pod-product-compliance
Ingram Content Group UK Ltd.
Pitfield, Milton Keynes, MK11 3LW, UK
UKHW020149220726
13923UKWH00001B/447